Laura Altieri
Photographies de Guillaume Czerw
Stylisme de Sophie Dupuis-Gaulier

MON PROGRAMME *minceur* EN 30 JOURS (ou presque)

UN LIVRE SANS CULPABILITÉ & SANS PRESSION

LAROUSSE

SOMMAIRE

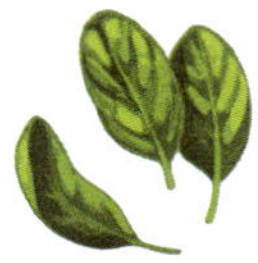

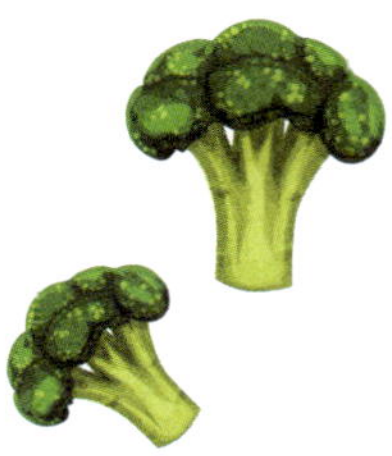

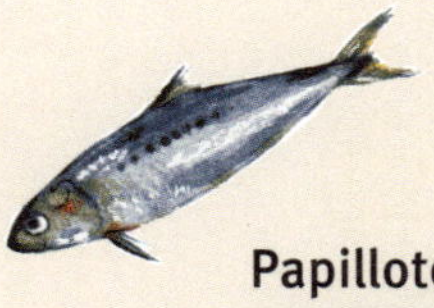

: plats à la viande
: plats au poisson
: plats végétariens
: desserts

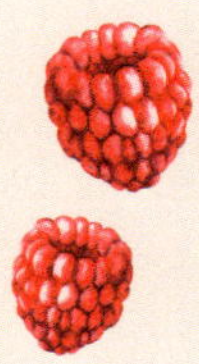

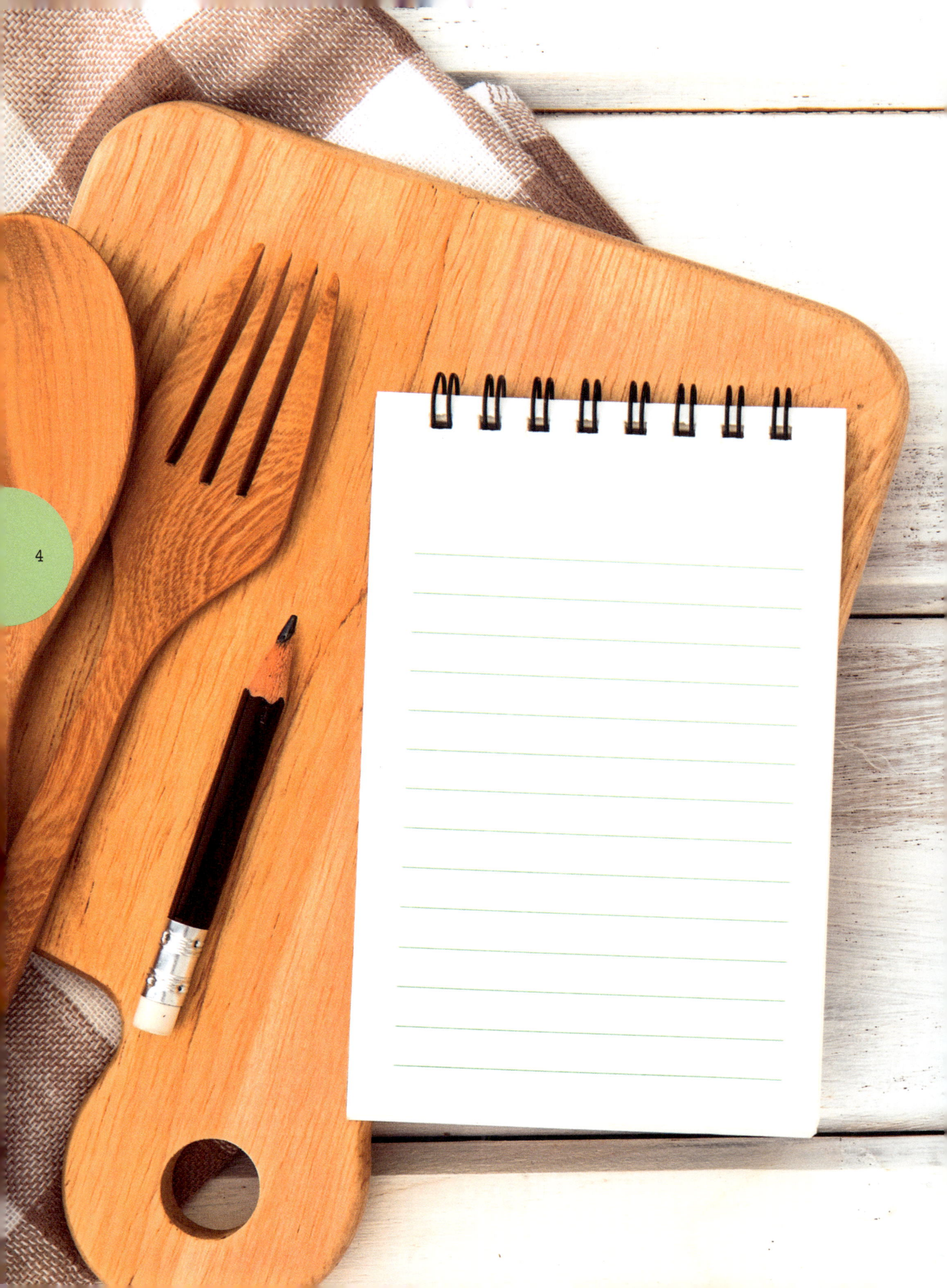

ÉTAPE 1

JE FAIS *le point* ET JE *m'organise*

Mais alors, PAR OÙ commencer ?

UNE ENVIE PERSONNELLE

Pour commencer, la chose la plus importante est que l'envie vienne de vous et de vous seul ! C'est la condition indispensable pour réussir à changer vos habitudes efficacement sur du long terme.

D'abord, demandez-vous pourquoi est-ce que vous souhaitez ce changement. Est-ce pour votre santé ? Une prise de conscience sur un mode de vie qui ne vous convient plus forcément ? Vous souhaitez perdre du poids ou bien simplement retrouver votre poids de forme ?

Écrivez sur un papier les raisons de cette volonté de changement et gardez-le précieusement quelque part.

Ne perdez jamais de vue ces objectifs, c'est là le réel défi, et vous verrez, une fois que vous aurez réussi à changer vos habitudes alimentaires vous serez très fier de vous. Et vous pourrez ! Ensemble, pas à pas, nous allons nous diriger vers des habitudes plus saines.

UN CHANGEMENT QUI TIENT, C'EST UN CHANGEMENT PROGRESSIF

Il est très important que le changement d'habitudes se fasse progressivement. Tout changer d'un coup et trop soudainement vous fera obtenir des résultats très rapides, certes, mais qui ne seront pas pour autant durables.

Afin d'entamer un rééquilibrage dans l'idée d'adopter un nouveau régime alimentaire, il ne faut surtout pas supprimer un aliment-plaisir du jour au lendemain. C'est en effet le meilleur moyen de craquer à cause de la frustration trop soudaine et difficile à tenir sur la durée. Si vous avez, par exemple, l'habitude de grignoter 5 carrés de chocolat par jour, il n'est pas bon d'arrêter d'en consommer du jour au lendemain afin de ne pas « sevrer » votre corps trop vite. Il faudra commencer par diminuer la quantité, en passant à 4 carrés les premiers jours, puis 3, 2, n'en consommer qu'un jour sur deux... jusqu'à réussir finalement à ne consommer plus qu'un carré de chocolat deux fois par semaine.

Ayez également conscience de votre rythme sans être trop dur avec vous-même. Chacun sait que changer de régime alimentaire est difficile, donc pensez à ne pas trop vous brusquer afin d'être sûr d'y arriver ! « En 30 jours, j'ai perdu 35 kilos ». Cette phrase est aussi délirante qu'absurde et absolument irréalisable dans le cadre d'un régime sain... donc dangereuse pour la santé ! Restez toujours dans des objectifs atteignables par votre corps et qui ne mettent pas votre santé en danger. En effet, le but de ce rééquilibrage est plutôt de se sentir mieux dans son corps, pas de lui faire du mal, non ?

S'ORGANISER

Dans le monde et la société dans lesquels nous vivons, tout va très vite et on a parfois du mal à organiser ses priorités. On ne fait pas de sport, on ne fait pas à manger... car on n'a pas le temps. Les enfants, le travail, les transports, la vie quotidienne... tout cela prend une grosse partie de notre vie, à raison. Cependant, avec un tout petit peu d'organisation et hiérarchisation, on s'aperçoit vite qu'on arrive finalement à dégager du temps. Et qu'en réalité, avec les bons outils en main, faire un petit peu de sport chaque semaine et réussir à davantage cuisiner ne prend pas non plus beaucoup de temps dans la semaine.

L'organisation est d'ailleurs le meilleur moyen de réussir à se tenir à un mode de vie *healthy*, surtout au moment transitoire du début. Plus vous serez à l'aise avec votre nouveau régime alimentaire et vos nouvelles habitudes, moins l'organisation sera nécessaire puisque vous aurez adopté ces nouveaux modes de fonctionnement dans votre train-train quotidien.

Quelles sont MES HABITUDES alimentaires ?

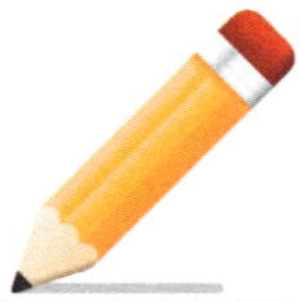

Faire un point pour mieux les rééquilibrer est important !

♦ J'ai faim...
- ☐ **a.** au moment des repas.
- ☐ **b.** tout le temps.
- ☐ **c.** rarement.

♦ Pour moi manger c'est...
- ☐ **a.** un plaisir.
- ☐ **b.** une contrainte.
- ☐ **c.** un plaisir, mais surtout lorsque c'est gras et/ou sucré.

♦ Mon repas je le prends...
- ☐ **a.** au calme, en prenant le temps de bien manger.
- ☐ **b.** à table, mais toujours à la va-vite.
- ☐ **c.** je mange un sandwich debout ou devant l'ordinateur, je préfère consacrer ce moment à autre chose.

♦ Je mange le plus souvent...
- ☐ **a.** fait maison.
- ☐ **b.** des produits surgelés ou des plats préparés.
- ☐ **c.** des plats livrés.

♦ Lorsque je sors de table, je me sens...
- ☐ **a.** bien, rassasié(e).
- ☐ **b.** j'ai encore faim, mais tant mieux car je fais très attention à ma ligne.
- ☐ **c.** plein(e), j'ai trop mangé.

♦ Le repas le plus copieux de ma journée, c'est...
- ☐ **a.** le matin.
- ☐ **b.** le soir.
- ☐ **c.** le midi.

♦ Mon petit-déjeuner se compose plutôt de...
- ☐ **a.** tartines, fruits, produits laitiers...
- ☐ **b.** un café et c'est parti !
- ☐ **c.** céréales, pâte à tartiner, pain de mie...

♦ Le midi, mon repas consiste généralement en...
- ☐ **a.** un repas simple et équilibré (protéines, légumes, féculents, dessert).
- ☐ **b.** je mange très peu le midi.
- ☐ **c.** un steak frites, un sandwich, une salade de boulangerie...

♦ En cas de faim entre deux repas je me dirige plutôt vers...
- ☐ **a.** un fruit.
- ☐ **b.** du pain.
- ☐ **c.** une barre chocolatée.

♦ Les légumes pour moi c'est...
- ☐ **a.** midi et soir.
- ☐ **b.** pas à tous les repas, j'avoue... mais j'essaye !
- ☐ **c.** exceptionnellement, ce n'est vraiment pas ce que je préfère.

♦ Et les fruits c'est plutôt...
- ☐ **a.** un à trois par jour.
- ☐ **b.** plus de trois par jour : j'adore !
- ☐ **c.** je ne sais pas trop... peut-être un ou deux par semaine ?

♦ Dans une journée je bois...
- ☐ **a.** au moins 1,5 l d'eau.
- ☐ **b.** moins d'1 l d'eau.
- ☐ **c.** seulement au repas.

♦ En dehors des repas je bois plutôt...
- ☐ **a.** de l'eau.
- ☐ **b.** des sodas.
- ☐ **c.** quelques verres de vins ou de bière.

♦ J'invite mes amis pour un apéritif dînatoire chez moi, au menu on trouve...
- ☐ **a.** bâtonnets de légumes, crevettes marinées, tarte à la courgette, cake maison...
- ☐ **b.** mini-quiches et feuilletés surgelés, et hop, tout est prêt en 2 minutes au micro-ondes...
- ☐ **c.** On commande des pizzas !

♦ Manger une pizza, un menu de fast-food, des produits du traiteur chinois, c'est...
- ☐ **a.** exceptionnel.
- ☐ **b.** deux fois par semaine environ.
- ☐ **c.** plus de trois fois par semaine.

♦ Lorsque je fais mes courses, je regarde en premier...
- ☐ **a.** les ingrédients.
- ☐ **b.** le prix.
- ☐ **c.** le packaging.

♦ Et lorsque je fais plus attention à mon alimentation, je vais plutôt vers...
- ☐ **a.** des produits bruts et complets, que je cuisine ensuite.
- ☐ **b.** des produits industriels, mais light.
- ☐ **c.** des programmes minceurs qui livrent à domicile.

RÉSULTATS

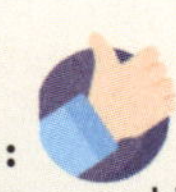

Une majorité de a :
Votre alimentation semble saine et équilibrée, bravo ! Vous paraissez être attentif au contenu de vos repas et vous consommez en général de bons produits. Attention toutefois à ne pas rechercher à tout prix la perfection de l'équilibre, car la nourriture doit rester un plaisir ! Continuez à manger équilibré en vous faisant plaisir de temps en temps. Nous allons voir ensemble comment allier équilibre alimentaire et plaisir gustatif. C'est parti ?

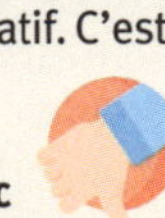

Une majorité de b ou de c
Attention, votre alimentation ne semble pas du tout équilibrée ! Mais pas de panique, ensemble nous allons revoir votre équilibre alimentaire pour que vous vous sentiez en pleine forme et bien dans votre corps. Nous allons apprendre à manger varié tout en continuant à se faire plaisir, sans excès mais avec gourmandise. C'est parti ?

Comment je mange ?

Nous allons ensemble suivre un programme à tester en un mois, puis à adopter pour la vie. Grâce à ce rééquilibrage vous pourrez retrouver votre poids de forme en mangeant équilibré sans vous priver et retrouver votre énergie sans avoir constamment envie de grignoter. Au-delà de la perte de poids, vous allez pouvoir constater d'autres effets sur votre santé très rapidement : mieux dormir, avoir moins de frustration au quotidien et vous sentir mieux dans votre corps.

CHANGER SES HABITUDES ALIMENTAIRES

Dans notre programme, nous allons apprendre à manger plus de fruits et légumes, remplacer les céréales raffinées par des céréales complètes et réduire au maximum la consommation de sucre. Il sera aussi indispensable une fois par semaine de se « lâcher » avec un repas « plaisir », un vrai lâcher-prise ou vous pourrez manger ce que vous souhaitez. Ce repas est très important car il permet de maintenir son régime en n'oubliant pas de se faire plaisir.

Si vous souhaitez perdre du poids, pensez à accompagner votre rééquilibrage alimentaire d'un peu de sport régulier (retrouvez en pages 140 et 141 un petit programme à réaliser chez vous). Faites vos changements à votre rythme mais surtout ne lâchez rien !

L'ASSIETTE IDÉALE

L'assiette idéale se compose de :

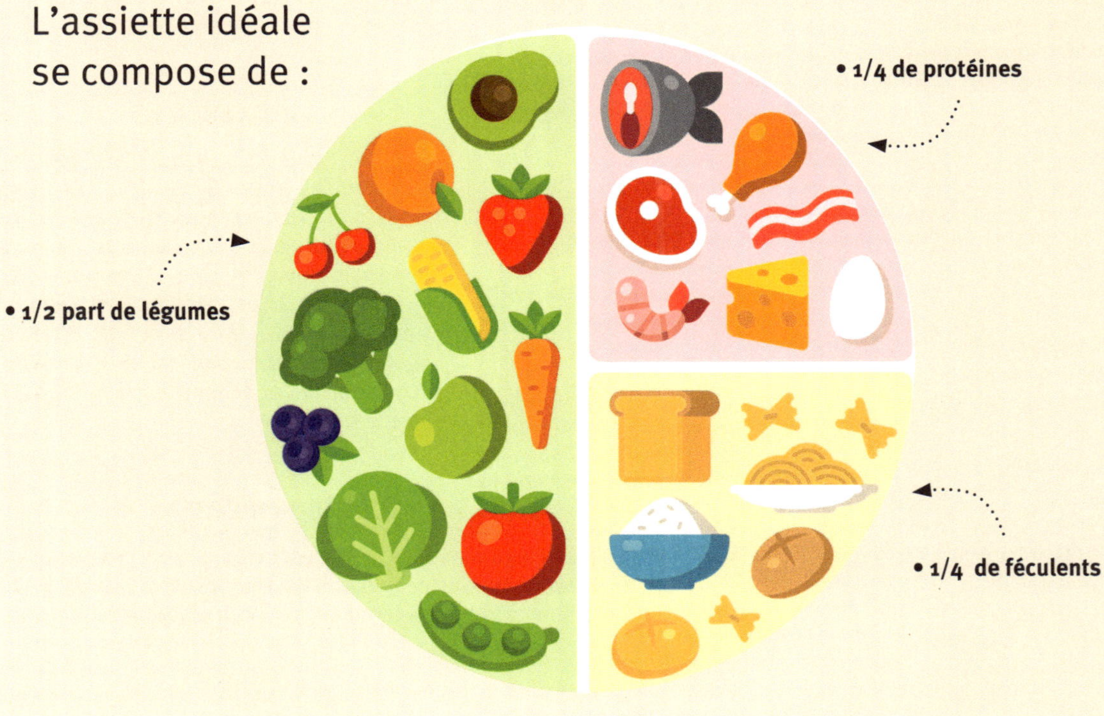
• 1/2 part de légumes
• 1/4 de protéines
• 1/4 de féculents

LES PROTÉINES

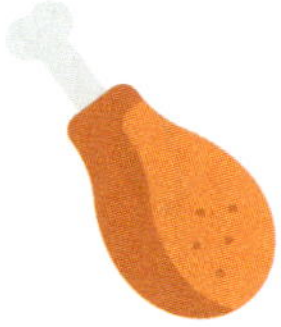

LES VIANDES

Ne consommez pas de viande rouge plus de 2 fois par semaine (bœuf, cheval, agneau, mouton). Manger trop de viande rouge pourrait engendrer de nombreux problèmes de santé. De plus, cette dernière est souvent assez grasse. Quand vous en consommez, choisissez donc une viande avec moins de 5 % de matières grasses. Privilégiez les viandes blanches qui sont généralement bien plus light : le porc, le veau, les volailles (poulet, dinde, pintade, canard) et le lapin. Évidemment, évitez au maximum toutes les charcuteries qui sont beaucoup trop salées et grasses comme le jambon cru, le saucisson, les rillettes de porc, etc. Remplacez-les au besoin par du jambon blanc ou de la viande des Grisons, qui contiennent moins de gras.

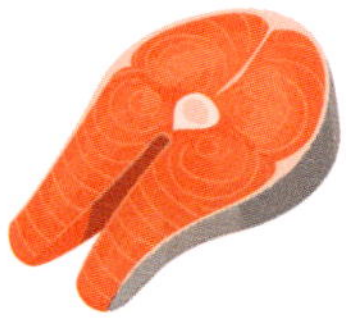

LE POISSON

Il est important de manger du poisson au moins 3 fois par semaine, dont au moins 1 poisson gras (saumon, thon, maquereau, sardine, etc.) Manger du poisson régulièrement aide à rester en bonne santé en prévenant de certaines maladies cardiovasculaires grâce à la présence d'oméga-3.

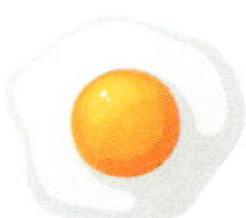

LES ŒUFS

Riches en protéines et contenant une quantité modérée de graisses, ils sont un très bon allié de votre rééquilibrage alimentaire. On les dit souvent porteurs de cholestérol, mais une consommation raisonnable de cet aliment n'influera pas sur votre taux de cholestérol, contrairement à une alimentation déséquilibrée au global. Consommez des œufs 2 à 3 fois par semaine, si possible cuisinés sans matières grasses.

LES LÉGUMES

Ils sont riches en minéraux et vitamines, qui sont très bénéfiques pour l'organisme, et sont très pauvres en matières grasses. De plus, ils ont une teneur en eau assez élevée. Ils sont ainsi très peu caloriques et facilitent la digestion et le transit, sans être stockés. Vous pouvez en consommer sans limite et sans scrupules, les légumes sont vos meilleurs alliés minceur et rééquilibrage ! Pensez bien à manger des légumes de saison et à choisir des variétés différentes.

LES FÉCULENTS : CÉRÉALES ET LÉGUMINEUSES

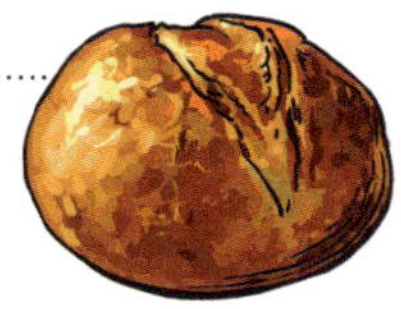

Consommez-les car ils sont importants pour rester en bonne santé, mais n'en abusez pas ! Vous pouvez alterner leur consommation à 1 repas sur 2, en la limitant le soir, moment où l'organisme a davantage tendance à stocker (rappelez-vous que bien que bons pour la santé, les féculents sont tout de même pleins de glucides).

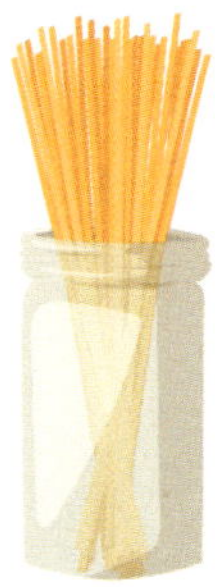

LES CÉRÉALES

Favorisez toujours, quand c'est possible, les céréales complètes ou semi-complètes pour vos accompagnements (pâtes, riz, boulgour, quinoa, millet, etc.) et votre pain (pain complet, pain d'épeautre, pain de seigle, etc.) Les céréales complètes ou semi-complètes permettent en effet de réguler le transit, d'avoir un effet de satiété plus important et de limiter le taux de sucre dans le sang.

LES LÉGUMINEUSES

Les légumineuses sont à consommer au moins 2 fois par semaine. Variez les plaisirs avec des pois chiches, des pois cassés, des lentilles, des haricots rouges, etc.

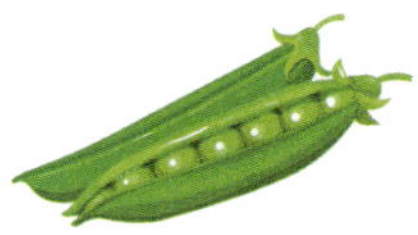

LES PRODUITS LAITIERS

YAOURT ET FROMAGE BLANC 0 %

Choisissez des fromages blancs à 0 % de matière grasse (aromatisés ou pas) ou alors des yaourts nature. Vous pouvez aromatiser vous-même vos yaourts avec de la cannelle ou de la vanille par exemple. Préférez toujours des yaourts brassés type yaourt bulgare à des yaourts à la grecque, qui contiennent beaucoup plus de matière grasse.

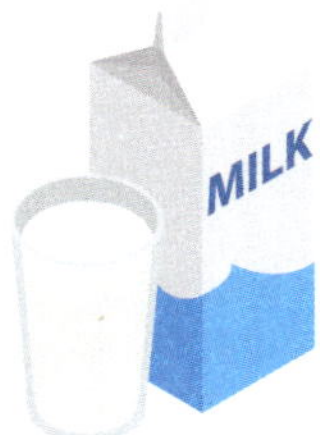

LAITS

Consommez en priorité des laits végétaux comme le lait d'avoine ou d'amande, en prenant bien garde à ce qu'ils soient sans sucres ajoutés.

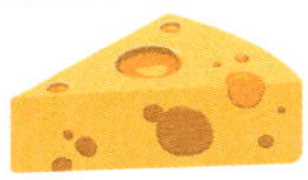

FROMAGE

Limitez votre consommation à 1 fois par jour, en privilégiant les fromages de chèvres, la mozzarella, la ricotta ou la brousse. Vous pouvez également consommer du camembert, mais évitez à tout prix les fromages allégés, qui sont de véritables faux amis !

LES MATIÈRES GRASSES

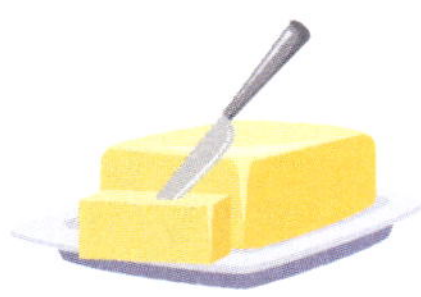

Ne pas dépasser 1 portion de matière grasse par repas (midi et soir) et privilégiez toujours les matières grasses d'origine végétale à celles d'origine animale.

1 portion de matière grasse correspond à :

- **1 c à s d'huile végétale (huile d'olive, huile de colza, huile de noix, huile de lin...)**
- **½ avocat**
- **2 c à s de crème fraiche épaisse**
- **3 c à s de lait de coco, lait d'avoine, lait d'amande**
- **une noisette de beurre**

Pour les cuissons, privilégiez l'huile de colza, très riche en oméga-3.

LES BOISSONS

L'EAU

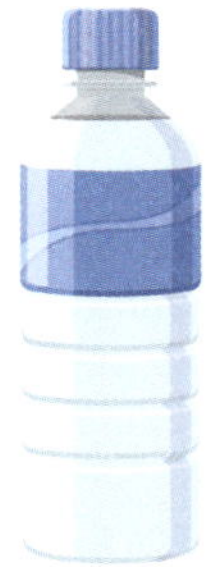

On vous l'aura assez répété, « il faut boire au moins 1,5 l d'eau par jour ». Boire de l'eau est en effet très important car elle permet de vous hydrater, mais aussi d'évacuer les déchets de votre organisme. Elle est aussi un super coupe-faim : boire un grand verre d'eau permet de remplir l'estomac et d'avoir une sensation de satiété. Elle aide également à mieux digérer, à éviter la constipation et à avoir une jolie peau sans rides et impuretés. N'hésitez pas à vous préparer également des eaux aromatisées maison (voir recette page 27). Privilégiez les eaux plates aux eaux gazeuses, qui accélèreraient la sensation de faim.

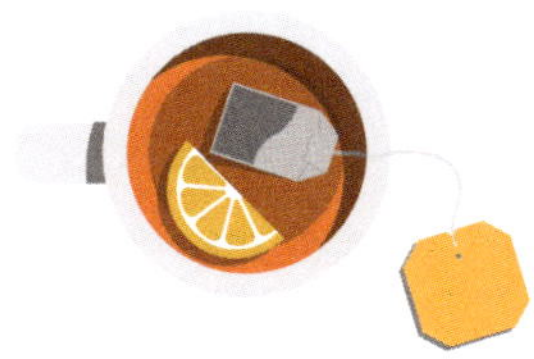

LE THÉ VERT ET LES INFUSIONS

Il est bon de consommer une tasse de thé vert par jour. Le thé vert renferme de la théine, un principe actif de la famille des caféines qui favorise la lipolyse (brûlage des graisses). C'est également un excellent diurétique qui favorise ainsi l'élimination des déchets et des toxines.

Les infusions permettent de consommer de l'eau en variant les goûts, et peuvent en plus avoir beaucoup de vertus. Par exemple, les infusions à base de verveine vous aideront à mieux dormir, celles aux fruits rouges et aux agrumes à avoir plus d'énergie, et celles au fenouil à éviter les ballonnements.

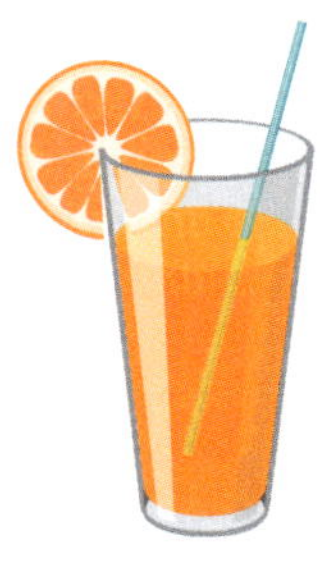

SODAS ET JUS DE FRUITS

On évite tous les sodas, y compris les sodas « light » et « zéro ». Préférez-leur un Perrier® avec une rondelle de citron et éventuellement un peu de sirop sans sucres ajoutés.

En ce qui concerne les jus de fruits, il est recommandé de les consommer plutôt le matin et si possible frais et faits maisons. Si vous achetez des jus industriels, choisissez-les bien sans sucres et sans additifs. Fuyez à tout prix les nectars de fruits, composés essentiellement d'eau, de sucre et d'arômes.

CHANGER SES HABITUDES AUX REPAS

SE DÉSINTOXIQUER DU SUCRE

Le sucre non naturel est le pire ennemi du rééquilibrage alimentaire car il est extrêmement addictif et empêche la perte de poids. Les produits céréaliers sucrés et les édulcorants artificiels provoquent une augmentation des envies de sucre, ralentissent votre métabolisme, et conduisent au stockage des graisses. Il faudra peu à peu, à votre rythme, **réduire votre consommation de sucre non naturel** qui est néfaste pour votre santé.

ÉTAPE 1 **Faire une croix sur les aliments industriels ultra-transformés, tous bourrés de sucres, ainsi que sur les sodas.**

ÉTAPE 2 **Remplacer ses encas sucrés par du sucre naturel, comme un fruit frais par exemple.**

ÉTAPE 3 **Éliminer petit à petit les produits sucrants de son alimentation, comme par exemple le sucre dans le thé, le café, les yaourts nature, etc.**

FUIR LA FRUSTRATION

Dès votre première semaine de rééquilibrage alimentaire, faites sans hésiter un « repas plaisir ». Des pâtes à la carbonara, un burger maison, des frites, un moelleux au chocolat ? Peu importe votre choix, l'important est de vous faire vraiment plaisir sans culpabiliser ! Ce repas permet de lâcher prise et de chasser la frustration, ce qui est très important pour tenir sur le long terme et ne pas lâcher. De plus, ce repas calorique ne vous empêchera pas de perdre du poids : le rééquilibrage n'étant pas un régime hypocalorique, il permet de ne pas reprendre 2 kg à chaque écart.

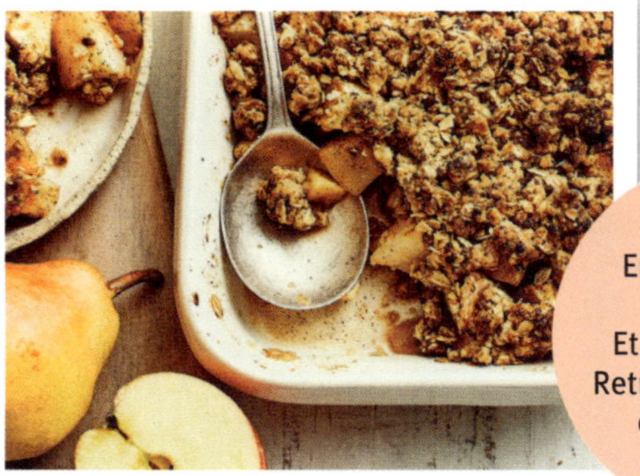

Envie d'un petit crumble ? Et pourquoi pas ! Retrouvez la recette en page 106 !

Le cas DU DÎNER

Nous avons moins besoin de calories le soir, car l'énergie dépensée après le dîner est beaucoup moins importante que celle dépensée pendant la journée. Nous avons plutôt tendance à nous asseoir sur un canapé pour regarder un film, aller se coucher avec un bon livre… bref, nous sommes en activité cérébrale, mais pas vraiment physique ! Attention, manger moins ne veut pas dire ne pas manger : rappelez-vous qu'on ne saute jamais un repas ! Il est important et même nécessaire de manger à sa faim et ne pas se priver, en privilégiant pourtant des aliments plus légers tels que les protéines maigres et les légumes.

Retrouvez cette délicieuse recette de hamburger aussi gourmand que bon pour la santé en page 110 !

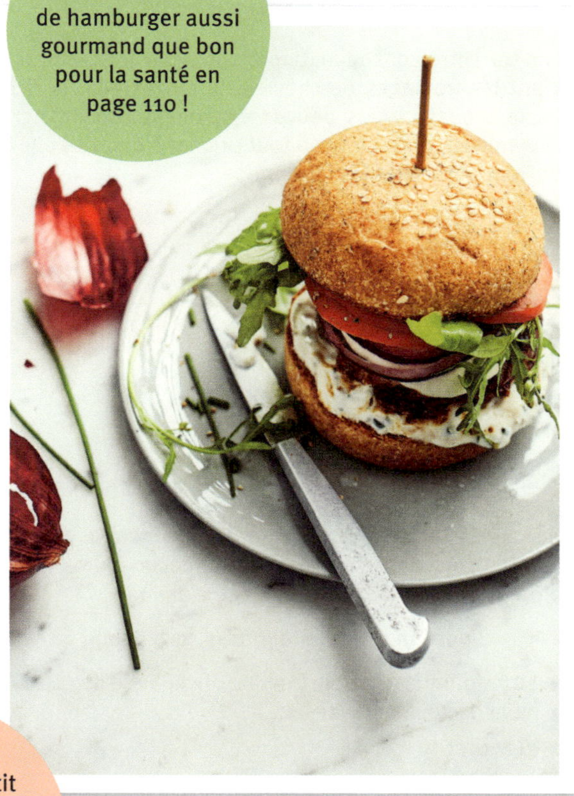

LES RÈGLES D'OR POUR MIEUX S'ORGANISER

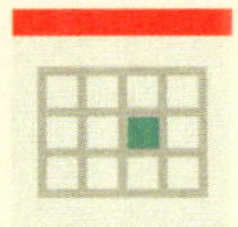

Planifier les menus de la semaine

Planifier ses repas pour la semaine permet d'avoir une vision d'ensemble de ce que l'on va manger au quotidien. Par exemple, si l'on s'autorise deux repas très gourmands dans la semaine, on peut prévoir des repas plus sains pour les autres jours. En famille, vous pouvez décider ensemble des choix des repas de la semaine pour faire plaisir à tous.

La liste de courses

En établissant les menus de la semaine, vous pouvez tout de suite après établir votre liste course. Essayez d'établir la liste par type d'ingrédients : produits frais, produits d'épicerie... Cela va vous permettre de gagner du temps au supermarché en ne faisant pas mille aller-retours dans chaque rayon. Vous allez également faire des économies en évitant le gaspillage, car vous n'achèterez que ce dont vous avez besoin pour votre menu de la semaine (ou presque).

Faire les courses

Une fois votre liste établie, je vous conseille de faire vos courses pour toute la semaine en une seule fois. Vous aurez toujours quelque chose à manger dans votre frigo et ça évitera la tentation de commander des plats tout faits, souvent beaucoup plus gras. De plus si vous faites vos courses le lundi, vous aurez tout le reste de la semaine pour vous consacrer à d'autres activités.

Cuisiner

Il est important de s'y mettre car une bonne alimentation passe par la cuisine. En effet, cuisiner permet de mieux contrôler ce que l'on met dans son assiette et en quelle quantité, et de se rendre compte de ses besoins et de ses envies. Si la cuisine peut être un art, ici nous ne parlons pas de plats de chef ni de grande gastronomie. Préparer des plats simples avec des produits du quotidien peut s'avérer très facile, pour un résultat très bon et nutritivement bien meilleur que des plats industriels achetés dans le commerce. Cela peut également constituer un moment de partage en famille, si les repas sont préparés ensemble. Pour gagner du temps, n'hésitez pas à préparer vos plats à l'avance pour la semaine. Ayez également toujours des légumes dans votre frigo ou dans votre congélateur, car ils permettent en deux temps trois mouvements de préparer une délicieuse soupe saine, pour les soirs un peu *speed*.

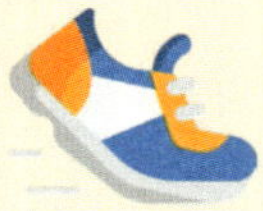

Prendre du temps pour faire du sport

Un mode de vie sain passe par une meilleure alimentation mais aussi par la pratique d'une activité physique. En plus de galber votre corps, l'activité sportive est idéale pour rester en forme. Pour commencer en douceur, sans nécessairement modifier votre emploi du temps, vous pouvez essayer de diminuer vos trajets en voiture ou en transports en commun pour les remplacer par de la marche à pieds.

SE FIXER DES petits défis

Afin de réussir à mieux vous motiver, n'hésitez pas à vous fixer des petits défis au quotidien, qui vous permettront de prendre de meilleures habitudes sans même vous en rendre compte. Notez-les dans un carnet ou dans votre agenda, et faites le bilan de ceux que vous avez réussi à tenir ou non en fin de semaine. En voici quelques exemples :

- Cette semaine, je recommence à manger des légumes verts au moins un repas sur deux.
- Lorsqu'il ne pleut pas, je vais au bureau à pieds. Si mon bureau est loin et que j'y vais en transports ou en voiture, je m'arrête quelques arrêts avant mon arrêt habituel, ou bien j'essaie de me garer un peu plus loin que d'habitude.
- Je ne bois des sodas plus que pendant le week-end.
- Je mets deux réveils dans ma journée, hors repas, pour me faire penser à boire de l'eau ; j'en bois au moins un grand verre à chaque fois que le réveil sonne (pour rappel, il est conseillé de boire 1,5 l d'eau par jour, soit l'équivalent d'environ 6 grands verres).
- Dans mes placards, j'essaie d'utiliser dorénavant un maximum d'aliments complets, plus digestes et meilleurs pour la santé (sucre complet à la place du sucre blanc raffiné, pâtes et riz complets...).
- J'imprime un tableau des fruits et légumes de saison (trouvable sur de nombreux sites Internet) que j'affiche en évidence dans ma cuisine.
- Je remplace mes yaourts à la grecque par des yaourts brassés, beaucoup moins gras.
- Désormais, je dose ma matière grasse à l'aide d'une cuillère à café, pour mieux contrôler ma consommation.
- Au restaurant, je choisis entre boire un verre de vin ou manger un dessert.
- J'évite au maximum de prendre l'ascenseur.
- Je cuisine au moins la moitié de mes plats de la semaine moi-même. Je profite de regarder un film ou une série pour cuisiner en même temps, en associant ainsi mes loisirs et mon bien-être.

S'AUTORISER DES ÉCARTS

Pour réussir votre rééquilibrage alimentaire, il est nécessaire et même indispensable de vous autoriser un petit écart une à deux fois par semaine. Les écarts sont même une excellente source de motivation et permettent de limiter les fringales.

Les régimes trop drastiques ne sont pas bons : ils nous frustrent, et forcément, on a plus tendance à craquer et à avoir envie de tout abandonner. La clé d'une perte de poids saine et durable est de ne pas se priver de manière trop importante. La privation à long terme n'est pas du tout une approche réaliste, le cerveau ne pouvant pas subir cela. En plus, cela va influer négativement sur votre humeur et votre moral et ce n'est pas le but recherché.

Il faut également comprendre qu'un écart par semaine ne vous empêchera pas de perdre du poids. Vous ne perdrez pas moins de poids que quelqu'un qui ne s'en autorise pas du tout, vous pouvez me croire. Attention cependant, il ne s'agit pas de faire n'importe quoi : l'écart doit être limité à une ou deux fois par semaine.

Choisissez un moment adéquat (un dîner chez des amis, une sortie au restaurant, une soirée raclette...), choisissez sur quoi vous allez jeter votre dévolu (un verre d'alcool, un fondant au chocolat, un hamburger...) et surtout profitez !

En cas DE FRINGALE

Vous êtes tout d'un coup submergé par une envie irrépressible de burger ? L'idée d'un gros gâteau au chocolat ou d'une tartine de confiture de fraises vous obsède ?

Notez sur un petit carnet l'heure et la nature de votre envie. Au bout de quelques jours, vous pourrez commencer à analyser à quel moment de la journée tel ou tel type de produits vous donne envie, et vous serez ainsi capable de prévoir ces envies soudaines pour mieux les contrôler !

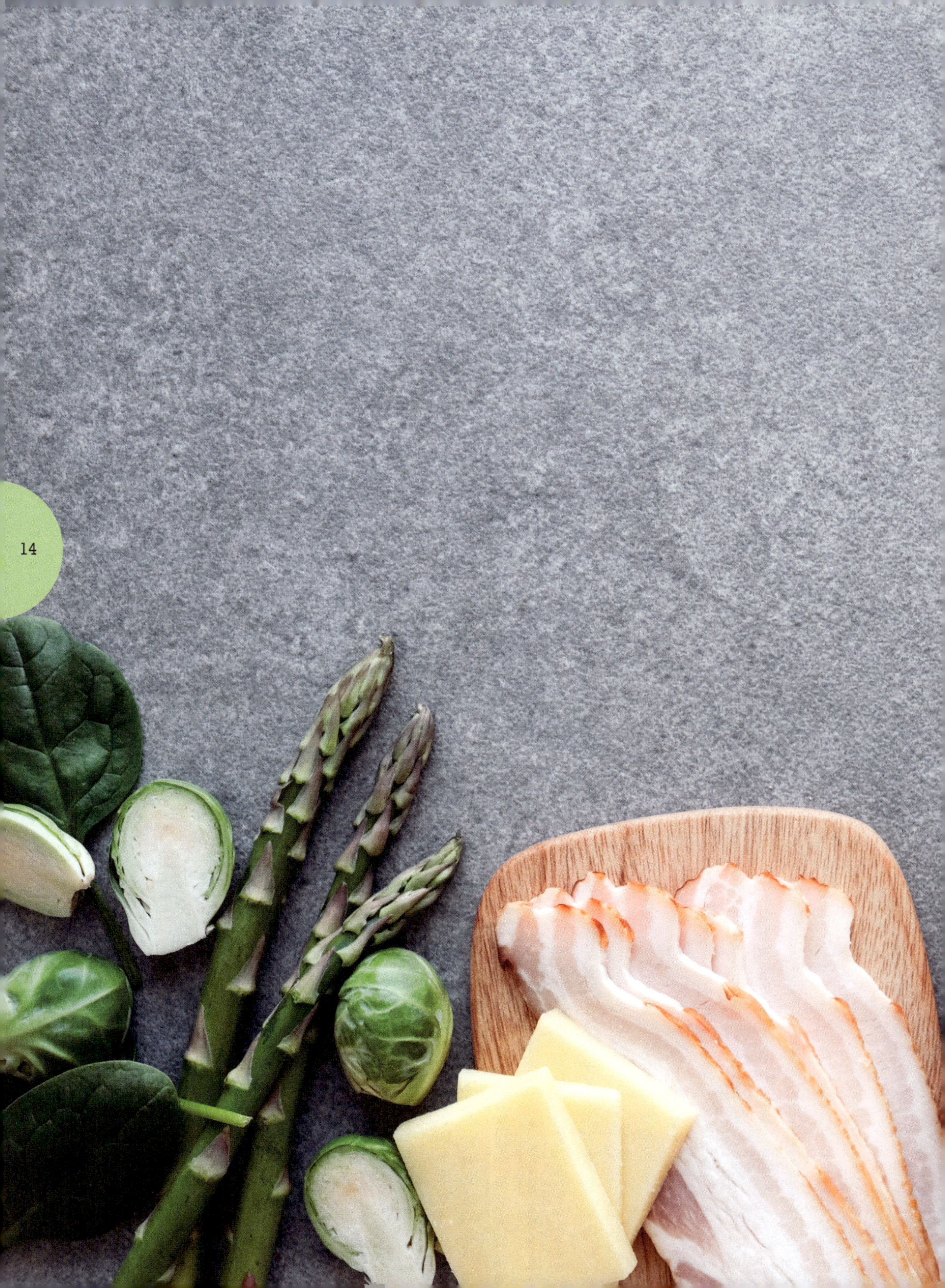

ÉTAPE 2

COMMENT *choisir* MES *produits* ?

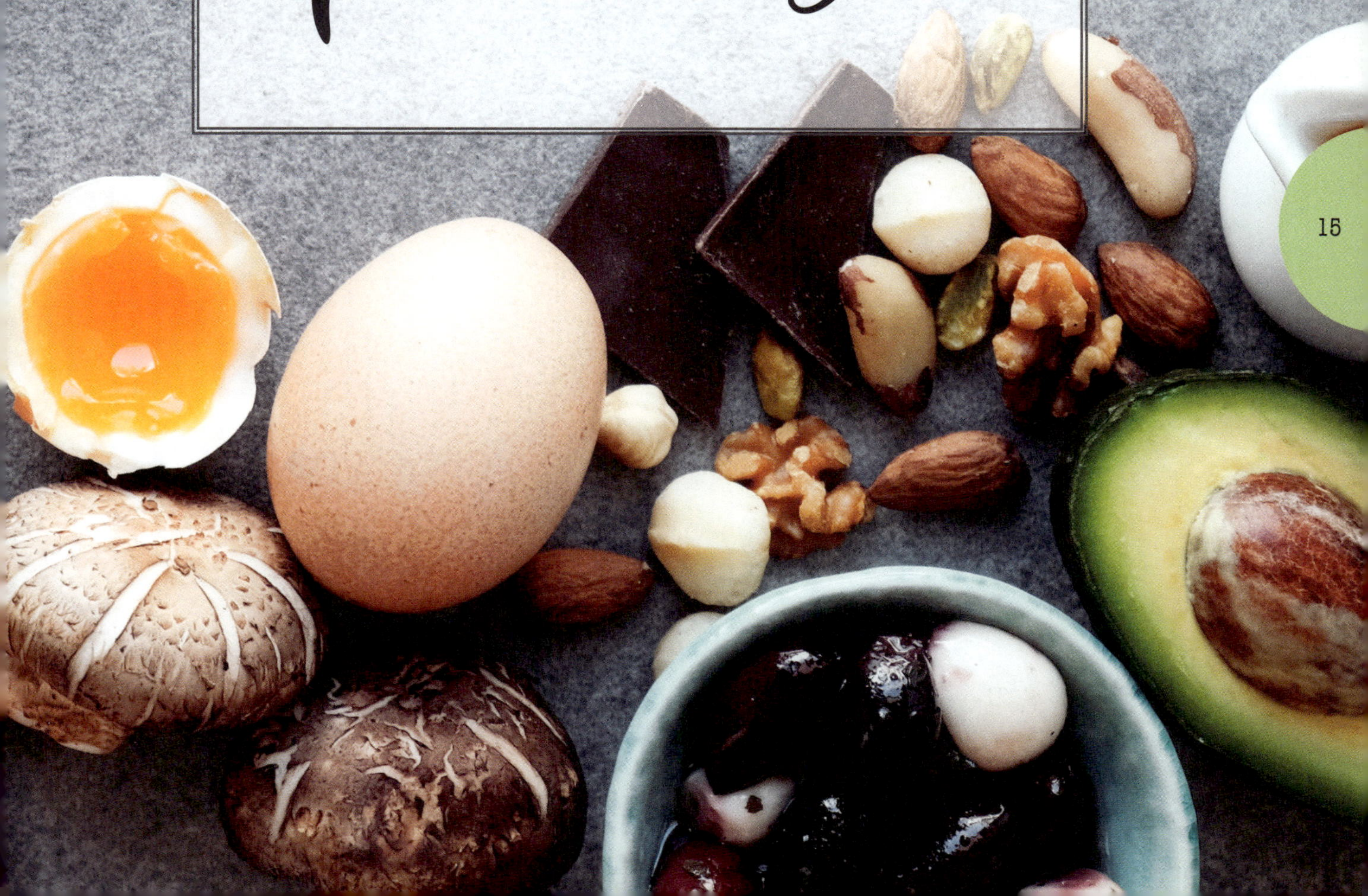

EXEMPLE D'UNE LISTE DE COURSES SAINE

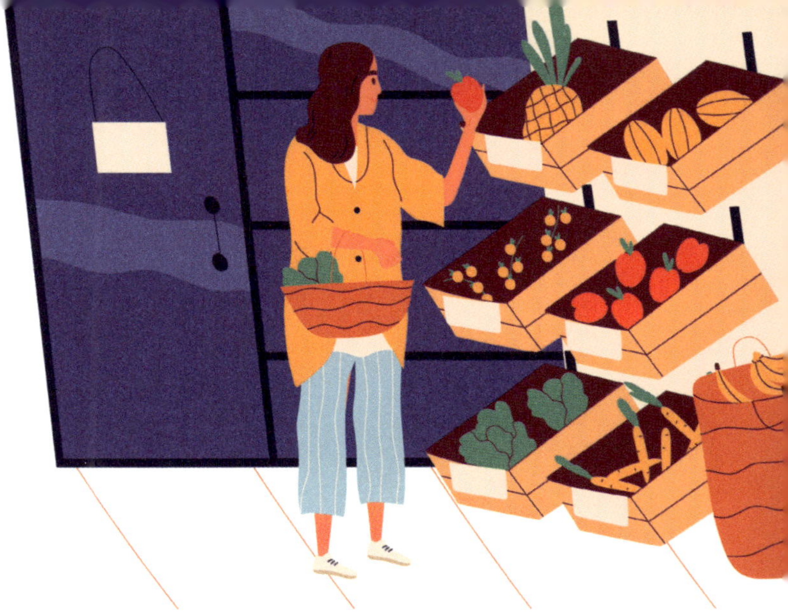

LÉGUMES

- ☐ aubergine
- ☐ avocat
- ☐ brocoli
- ☐ céleri branche
- ☐ champignon
- ☐ chou frisé, chou-fleur
- ☐ concombre
- ☐ courgette
- ☐ cresson
- ☐ endive
- ☐ épinard
- ☐ fenouil
- ☐ navet
- ☐ poivron
- ☐ pomme de terre
- ☐ salade

FRUITS

- ☐ abricot
- ☐ citron
- ☐ fraise
- ☐ framboise
- ☐ groseille
- ☐ kiwi
- ☐ mangue
- ☐ myrtille
- ☐ nectarine
- ☐ orange
- ☐ pamplemousse
- ☐ pastèque
- ☐ pêche
- ☐ poire
- ☐ pomme
- ☐ prune
- ☐ tomate

CÉRÉALES ET LÉGUMINEUSES

- ☐ flageolets
- ☐ lentilles
- ☐ pois cassés
- ☐ pois chiches
- ☐ avoine
- ☐ boulgour
- ☐ millet
- ☐ pain complet
- ☐ pâtes complètes
- ☐ quinoa
- ☐ riz complet

POISSONS ET FRUITS DE MER

- ☐ bar
- ☐ cabillaud
- ☐ coquille Saint-Jacques
- ☐ crevette
- ☐ daurade
- ☐ morue
- ☐ saumon
- ☐ sole
- ☐ turbot

VIANDES

- ☐ bœuf maigre
- ☐ dinde
- ☐ poulet

LAITAGES

- ☐ fromage blanc
- ☐ yaourt

ŒUFS

CONDIMENTS

- ☐ ail
- ☐ basilic
- ☐ ciboulette
- ☐ coriandre
- ☐ échalote
- ☐ laurier
- ☐ persil
- ☐ menthe
- ☐ romarin
- ☐ thym

HUILES

- ☐ colza
- ☐ noix
- ☐ olive

ÉPICES

- ☐ cannelle
- ☐ cumin
- ☐ curcuma
- ☐ curry
- ☐ badiane
- ☐ gingembre
- ☐ piment

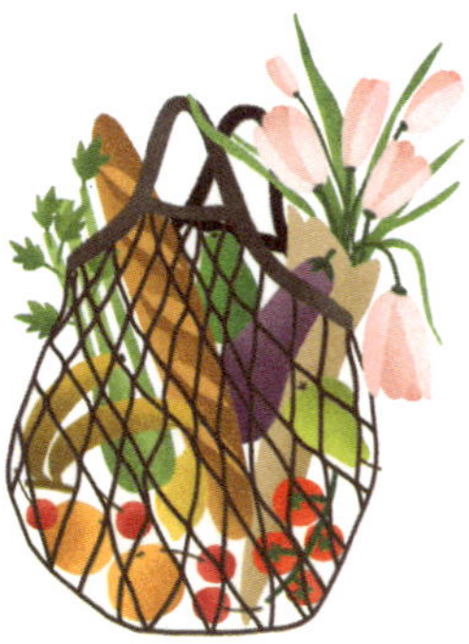

Comment choisir mes produits ? ....

ASTUCES anti-grignotage

BOIRE DE L'EAU

♦ Buvez des petites gorgées d'eau tout au long de la journée. Vous pouvez également boire des eaux aromatisées maison (voir p. 27), des infusions et du thé vert. Votre estomac se remplira progressivement et vous aurez une impression de satiété.

♦ Dans l'idéal, ayez toujours avec vous une bouteille d'eau et, si vous êtes au travail, laissez une bouteille d'eau visible sur votre bureau afin de boire plus régulièrement.

Petite astuce :

♦ Dans une journée, vous devez boire l'équivalent de 8 verres d'eau. Vous pouvez mettre un réveil ou une alerte pour y penser (par exemple, une dans la matinée et deux dans l'après midi, en pensant également à boire au moins deux verres à chaque repas). Il existe même aujourd'hui des applications qui vous motivent et vous font boire de l'eau régulièrement au bon moment (Aqualert ou Hydro Coach, par exemple).

S'OCCUPER L'ESPRIT

♦ Cela ne vous est-il jamais arrivé d'avoir l'esprit tellement occupé par un problème que vous en oubliez de vous nourrir ? Ne restez surtout pas enfermé chez vous à ne rien faire. Quand on s'ennuie… eh bien, on ne pense qu'à manger !

VIDER SES PLACARDS

♦ Débarrassez-vous de tout aliment ultra transformé et industrialisé (gâteaux, biscuits, biscuits apéritifs…). Ainsi, vous ne pourrez pas craquer sur quelque chose de trop gras, trop sucré ou trop salé. Et n'achetez que ce que vous pouvez manger dans votre phase de rééquilibrage alimentaire.

NE SAUTER AUCUN REPAS !

♦ Et surtout pas le petit-déjeuner qui doit apporter entre 20 et 25 % de l'énergie totale de la journée. En prenant un petit-déjeuner complet le matin, vous diminuez considérablement le risque d'avoir une fringale dans la journée.

♦ Si vous sautez un repas, vous aurez faim plus tard dans la journée et vous vous rabattrez sur quelque chose de bien plus calorique que ce que vous auriez mangé lors de votre repas.

SE BROSSER LES DENTS !

♦ Je vous imagine déjà en train de sourire… mais croyez-moi, le goût du dentifrice coupe réellement l'appétit et modifie le goût des aliments. Vous en aurez ainsi moins envie !

MANGER À HEURES FIXES

♦ Cela permettra à votre corps de s'habituer au rythme de vos repas et de s'y tenir sans vous envoyer des signes de faim en dehors de ces heures.

♦ À l'inverse, si vous habituez, par exemple, votre corps à grignoter du chocolat à 16 h tous les jours pendant un certain temps, il en redemandera et vous aurez une réelle sensation de faim.

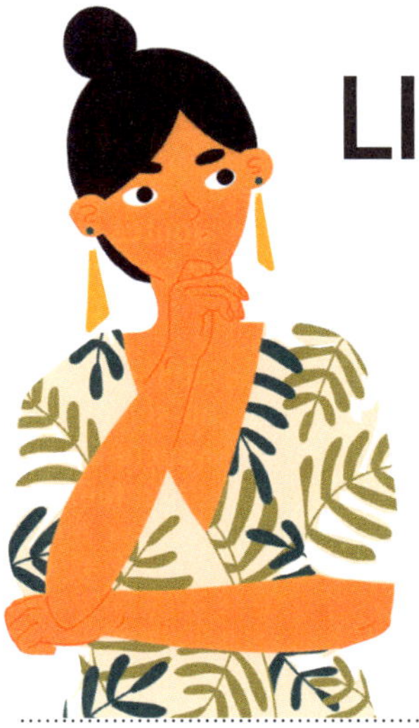

LIRE UNE ÉTIQUETTE *alimentaire*

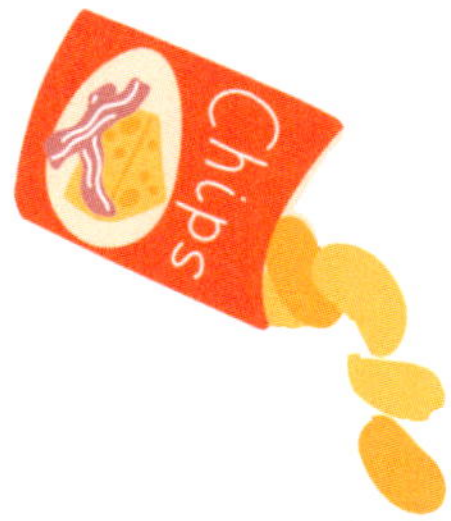

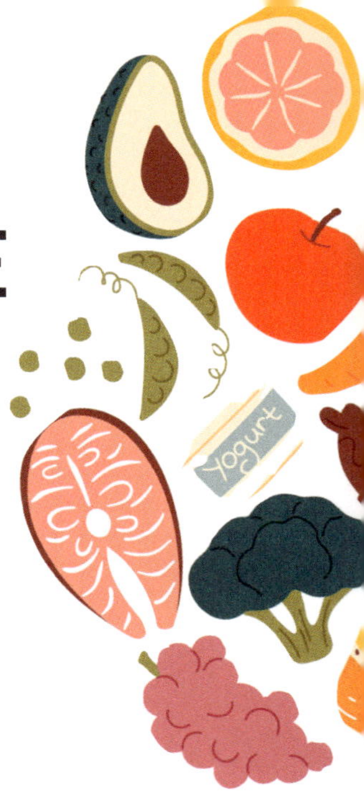

ATTENTION AUX ALIMENTS TRANSFORMÉS !

Plus un aliment est transformé, plus il sera mauvais pour votre santé et votre ligne. Il est donc très important de reconnaître ces aliments et de les éviter le plus souvent possible.

Un aliment industriel est un aliment qui est transformé. Il contient alors souvent du sucre, du sel, des acides gras ajoutés, mais aussi toutes sortes d'additifs. Pourquoi ? Pour améliorer la saveur, la conservation ou la texture du produit. Le problème, c'est que ce sont du coup des produits peu rassasiants qui augmentent la sensation de faim et favorisent la prise de poids. Et je ne vous parle pas des problèmes de santé qui sont liés à une trop grande consommation de produits ultra transformés : obésité, cholestérol, diabète, maladies cardiovasculaires, troubles digestifs...

Ce sont des produits comme les biscuits sucrés, les biscuits apéritifs, les pizzas prêtes à consommer, les poudres chocolatées, les sodas, les jus de fruits reconstitués, les nuggets de poulet, les sauces type ketchup ou sauce barbecue, certains yaourts aux fruits, les poissons panés, les nouilles instantanées, les gâteaux, mais aussi les barres de céréales dites « diététiques » et les soupes préparées.

Les aliments à privilégier sont donc ceux non transformés ou peu transformés qui sont obtenus directement à partir des plantes ou des animaux. Ils sont consommés sans altération après avoir été prélevés dans la nature.

Ce sont des produits comme les fruits et légumes frais, les œufs, la viande fraîche, la volaille, le poisson frais, les fruits de mer, les noix, les graines, mais aussi les produits peu transformés comme les fruits et légumes surgelés, les légumineuses sèches, les céréales et le lait.

Ces aliments sont frais ou surgelés. Il n'y a absolument aucune transformation ni ajout de sel, de sucre, de gras, ni d'additifs.

MES ÉTAPES POUR LIRE UNE ÉTIQUETTE ALIMENTAIRE

Lorsque nous faisons nos courses, nous avons tous tendance à tout de suite regarder les valeurs nutritionnelles, notamment les calories sur les emballages des produits. Cependant, ces valeurs ne nous disent pas si on a un produit de qualité dans les mains. Pour le savoir, voici quelques astuces pour apprendre à bien lire une étiquette alimentaire :

1

REGARDER LA LONGUEUR DE LA LISTE DES INGRÉDIENTS

C'est très simple : plus elle est courte, plus le produit sera meilleur pour votre santé et votre ligne ! Effectivement, si la liste est trop longue, c'est que le produit contient sûrement beaucoup de sucre, de sel et d'additifs, et que l'on se rapproche d'un aliment ultra transformé.

Si vous voulez savoir si le produit contient beaucoup d'additifs, c'est facile : ce sont tous les ingrédients qui commencent par la lettre « E » suivie de 3 chiffres.

2

REGARDER L'ORDRE DE LA LISTE DES INGRÉDIENTS

Sachez que les ingrédients sont rangés par ordre décroissant de poids, c'est-à-dire que le premier ingrédient cité dans la liste sera donc l'aliment le plus utilisé et le dernier le moins utilisé.

PRENONS L'EXEMPLE DE DEUX PRODUITS :

Dans un premier cas, une pâte à tartiner classique :

« Sucre, huile de palme, noisettes 13 %, lait écrémé en poudre 8,7 %, cacao maigre 7,4 %, émulsifiants : lécithines [soja] ; vanilline. »

Eh oui… le premier ingrédient cité est le sucre. Vous l'aurez compris, le sucre et l'huile sont les aliments les plus utilisés dans ce produit. La noisette n'arrive qu'en troisième position… Ce produit n'est donc vraiment pas bon ni pour votre santé, ni pour votre ligne.

Dans un second cas, un gaspacho :

« Tomate, poivron, concombre, oignon, huile d'olive extra vierge, eau, vinaigre de vin, sel, ail et jus de citron. »

Les trois premiers ingrédients les plus utilisés sont la tomate, le poivron et le concombre. Ce produit est donc déjà beaucoup plus recommandable, même s'il reste un produit transformé avec un léger ajout de sel.

Finalement, dans l'idéal, « un aliment sain n'a pas de liste d'ingrédients » : ce sont les aliments non transformés obtenus directement à partir des plantes ou des animaux. Mais nous pouvons également consommer des aliments industriels, s'ils sont peu transformés. Faites donc bien attention à la liste et à l'ordre des ingrédients pour choisir des produits sains, bons pour vous.

3 FAIRE ATTENTION À LA QUANTITÉ DE SUCRE

On arrête de regarder les calories, mais on se concentre plutôt sur la quantité de sucre !

Sachez que le sucre ne se trouve pas que dans les gâteaux et les confiseries : il y en a également dans des produits que vous pensez « salés » comme le jambon, les biscuits apéritifs, les pizzas préparées, le pain de mie ou les soupes industrielles.

Pour savoir si un produit contient du sucre, il suffit de lire son étiquette alimentaire. Mais attention, le sucre peut se cacher derrière plusieurs noms : saccharose, sirop de riz, de maïs, de malt, d'orge, de fructose, glucose, mélasse, amidon, miel… Faites bien attention à tous les noms finissant par « ose ».

Pour connaître la quantité de sucre, il faut regarder la ligne « glucides », mais surtout la catégorie « dont sucres » dans les valeurs nutritionnelles. Sachez qu'un aliment sain ne doit pas dépasser 5 g de sucre pour 100 g.

Prenons l'exemple de produits de petits-déjeuners aux céréales dites « light » : pour 100 g de céréales, il y a 15,3 g de sucre blanc ajouté. C'est plus de 15 morceaux de sucres ajoutés pour un paquet de 500 g de céréales… C'est beaucoup trop !

Attention également aux produits dits « sans sucre ». Quand le mot « sucre » est au singulier, cela signifie qu'il ne contient pas de sucre ordinaire (saccharose), mais qu'il peut quand même contenir d'autres types de sucres.

Le NUTRI-SCORE

Le Nutri-score est une nouvelle information nutritionnelle que l'on peut trouver sur certains produits de supermarchés. Il informe les consommateurs sur la qualité du produit.

Les produits sont classés sur le plan nutritionnel du plus favorable (A) au moins favorable (E). Le score est obtenu après avoir pris en compte les aliments à favoriser (fibres, protéines, fruits et légumes) et les aliments à limiter (acides gras saturés, sucres et sel).

Ce classement va vous permettre de comparer des produits d'un même rayon et/ou de marques différentes comme les céréales du petit-déjeuner ou les sauces tomate.

Le Nutri-score est une bonne information pour choisir des produits sains. Des applications téléphones permettent également d'obtenir des informations sur les valeurs nutritionnelles des produits avant l'achat (Yuka notamment).

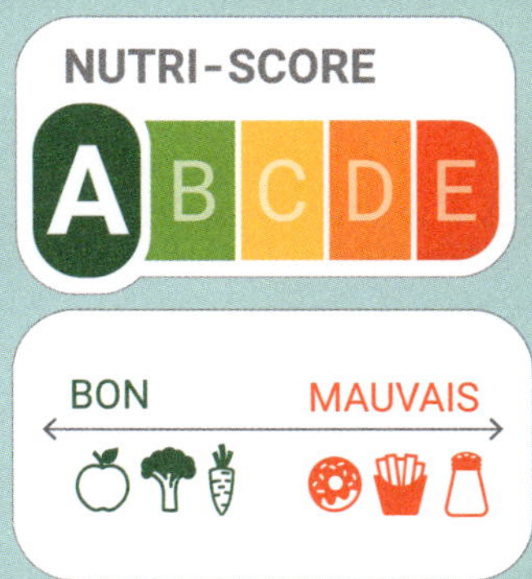

[redacted]

DOIS-JE SUPPRIMER LES *produits gras ?*

Il est important de bien faire la différence entre les bons et les mauvais gras.
On accuse souvent le gras d'être la première cause de l'obésité et du surpoids, pourtant les matières grasses sont indispensables au bon fonctionnement de notre organisme.
Apprenons donc à trier « le bon gras » et le « mauvais gras ».

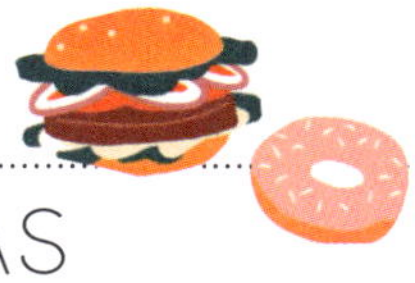

LE MAUVAIS GRAS

Les mauvaises graisses sont très risquées, car elles provoquent la formation de cholestérol et augmentent les risques de maladies (cancers, maladies cardiovasculaires, obésité...). On les trouve principalement dans les produits ultra transformés (plats cuisinés, biscuits, chips, pâtisseries) ainsi que dans des produits d'origine animale (viandes grasses, charcuterie, beurre, fromage gras, crème) et végétale (huile de palme).

♦ Les graisses saturées

Les viandes grasses et la charcuterie : agneau (côtelette, gigot, épaule), mouton, bœuf (entrecôte, steak à 15 ou 20 % de matière grasse, côte de bœuf), porc (côtelette, rôti, travers), saucisson, jambon cru, rillettes de porc, chorizo, lardons, merguez, saucisses...

Les fromages gras : Boursin®, emmental, beaufort, comté, parmesan, gruyère...

♦ Les graisses trans

Les produits ultra transformés : chips, biscuits, viennoiseries, plats cuisinés...

Les acides gras trans sont utilisés dans l'industrie agroalimentaire comme conservateurs. Ils permettent d'améliorer la texture des aliments. Une surconsommation de ce type d'acides gras provoquerait une augmentation du risque cardio-vasculaire. Encore une fois, le mieux est de cuisiner soi-même pour limiter la quantité de matières grasses (bonnes ou mauvaises).

LE BON GRAS

Il est indispensable pour le bon fonctionnement de notre système nerveux, pour véhiculer de nombreuses vitamines dans notre organisme, pour avoir une bonne digestion et pour synthétiser certaines hormones.

Le bon gras est essentiellement présent dans les acides gras essentiels oméga-3 et oméga-9. Où les trouve-t-on ?

♦ **Les oméga-3 :** dans les poissons gras (saumon, maquereau, sardine, hareng, thon...), les noix, l'huile de lin, de colza, de noix, les graines de chia, mais aussi la mâche et les épinards.

♦ **Les oméga-9 :** dans l'avocat, les noisettes, les noix, l'huile d'olive, d'argan, de tournesol, de sésame.

Ces aliments sont essentiels, préviennent la prise de poids en empêchant le corps de stocker les graisses et contribuent aussi à la souplesse de notre peau.

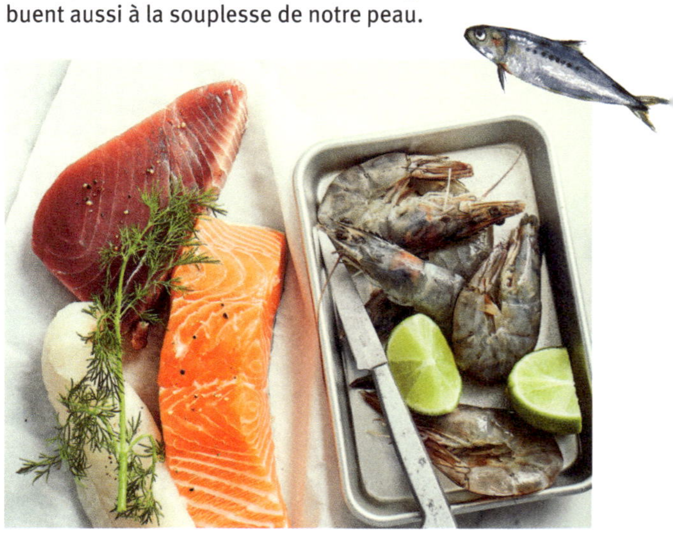

Réduire LE MAUVAIS GRAS

- Limiter sa consommation de viandes grasses (bœuf, porc, agneau, mouton, charcuterie).
- Varier les huiles (huile de lin, de colza, d'olive...).
- Limiter la quantité de produits laitiers (beurre, fromage...).
- Augmenter sa consommation de poisson gras à 2 fois par semaine (saumon, maquereau, sardine, hareng, thon).
- Consommer des produits riches en « bon gras » au moins 2 fois par semaine (avocat, noix, noisettes).

Faire attention aux quantités ? Consommer au maximum :

- 1 c. à soupe d'huile par repas.
- ½ avocat par jour.
- 2 fois de la viande rouge ou du poisson gras par semaine.
- 1 poignée d'oléagineux (noix, noisettes, amandes...) par jour.
- 30 g de produits laitiers gras par jour.

[redacted]

ZOOM SUR QUELQUES ALIMENTS aux « bons gras »

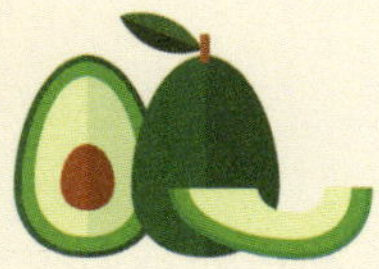

L'avocat

Pendant longtemps, l'avocat a eu une mauvaise réputation, pourtant il est vraiment recommandé pour une alimentation saine !
L'avocat est un fruit aux nombreux bienfaits, il est riche en matières grasses insaturées (bon gras), efficaces pour limiter le taux de cholestérol et le risque de maladies cardiovasculaires. Il est aussi très riche en antioxydants.

Côté minceur, il a également la capacité de brûler la graisse abdominale et de couper la faim. Il régule aussi le taux de sucre grâce à sa vitamine K. Inclure un demi-avocat dans une salade vous fournira donc de l'énergie, vous rassasiera et vous apportera plein de bons nutriments.
Attention, même s'il contient du bon gras, il faut limiter sa consommation à 2 fois par semaine, car il reste quand même un aliment riche en calories.

L'huile d'olive

L'huile d'olive est composée en majorité d'acides gras mono-insaturés et polyinsaturés (famille de molécules qui renferment des oméga-3 et oméga-6) qui jouent un rôle important dans la prévention de certaines maladies (cardiovasculaires notamment et cancers).

Côté minceur, 1 c. à café d'huile d'olive 2 fois par jour (1 pour le déjeuner du midi et 1 pour le repas du soir) aide à lutter contre le grignotage. L'acide oléique contenu dans cette huile apporte une sensation de satiété. Ne dépassez pas 2 c. à soupe par jour. Comme tous les produits, il ne faut pas en consommer en trop grande quantité. Pour le déjeuner et pour le dîner, je vous conseille de toujours mesurer la quantité d'huile d'olive grâce à 1 c. à soupe (on ne dépasse pas 1 c. à soupe par repas).
L'huile d'olive est également un laxatif naturel et évite la constipation.
Tournez-vous plutôt vers une huile dite « extra vierge » et naturelle pour avoir un maximum de bons nutriments et profiter de ses propriétés.

La sardine

Petit poisson, la sardine permet de faire le plein de vitamine D et d'acides gras oméga-3, bons pour votre cœur. Elle contient beaucoup de nutriments de qualité nous aidant à rester en bonne santé.

Côté minceur, elle renferme d'excellentes sources de protéines rassasiantes qui permettent de garder la ligne et d'entretenir votre masse musculaire.
Il est recommandé d'en manger 2 fois par semaine.

Les noix et noisettes

Ces fruits à coque sont précieux pour protéger notre santé. En effet, ils luttent contre les maladies cardiovasculaires et le cholestérol. Ils apportent à notre corps de nombreux nutriments.

Côté minceur, les noix et noisettes préviennent la prise de poids. Effectivement, elles ont un indice glycémique faible et sont riches en fibres alimentaires. Elles limitent donc la sensation de faim en gonflant l'estomac et elles facilitent la digestion. Ce sont des coupe-faim naturels ! Vous pouvez en consommer 1 petite poignée par jour.

PUIS-JE MANGER *des féculents* ET MINCIR ?

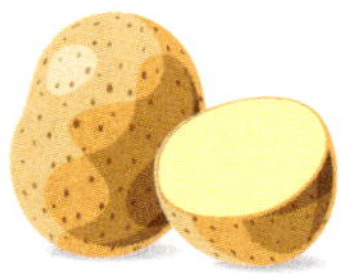

LES FAMILLES DE FÉCULENTS

- **Le pain, les céréales à déjeuner** (muesli, flocons d'avoines, céréales prêtes à consommer) et les **crackers/biscottes/galettes.**
- **Les pâtes alimentaires et autres céréales cuites** (pâtes, riz, orge, couscous, quinoa, etc.)
- **Les légumineuses** (haricots, lentilles, pois chiches, etc.)
- **Certains légumes** (bananes plantain, courges d'hiver, ignames, maïs, panais, patates douces, pois verts, pommes de terre, etc.)

« LES FÉCULENTS FONT GROSSIR » : INFO OU INTOX ?

Les féculents sont des produits d'origine végétale. Tous ont en commun d'être une source de glucides complexes mais aussi de vitamines et minéraux.

Les glucides complexes sont constitués de plusieurs molécules de glucides simples : une chaîne de sucres dépourvus de saveur sucrée. L'absorption des sucres est lente et ne vous fait donc pas augmenter le taux de sucre dans le sang, car leur index glycémique est moins élevé que ceux des glucides simples. Ils vous fournissent donc un approvisionnement régulier en énergie.

Cette famille d'aliments est très controversée car on la dit indispensable à notre organisme mais aussi principale source de prise de poids. Les pâtes, le pain, les céréales et les pommes de terre ont souvent une mauvaise publicité quand on parle de perte de poids. Ils sont la plupart du temps supprimés dans les régimes restrictifs.

Alors les féculents font-ils vraiment grossir ? C'est faux, Il est même indispensable d'en consommer régulièrement pour notre santé. La prise de poids va ensuite dépendre de la quantité de féculents consommée !

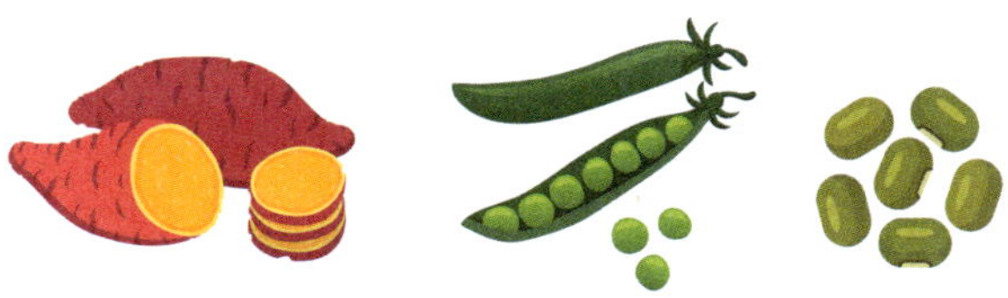

POURQUOI EST IL IMPORTANT D'EN CONSOMMER ?

1 Les féculents sont indispensables au fonctionnement de notre organisme.

Tout d'abord sachez que les féculents sont indispensables à notre organisme. Ils sont notre première source d'énergie. Ils sont d'ailleurs à la base des recommandations journalières.

En effet, notre corps à besoin d'énergie pour fonctionner, comme une voiture a besoin de carburant pour rouler. Cette énergie va vous permettre de vous déplacer, de marcher, courir, porter des choses etc. Elle est donc indispensable et c'est la nourriture, et particulièrement les féculents, qui va permettre de la créer.

Les féculents sont composés de glucides (dont des glucides complexes) et certaines cellules de votre organisme ne se nourrissent que de glucides (les cellules du cerveau et des muscles par exemple) : c'est pour ça qu'il est absolument indispensable d'en consommer. Votre corps va transformer les aliments en nutriments et les distribuer à vos organes, vos muscles et votre cerveau. Une consommation insuffisante de féculents favorisera les coups de barres.

Les glucides complexes contenus dans les céréales permettent de conserver un bon niveau d'énergie durant une période plus longue, car ils sont assimilés plus lentement par l'organisme.

2 Ils empêchent le grignotage

Une autre qualité des féculents est qu'ils sont recommandés pour apporter de la satiété et donc éviter le grignotage et les sensations de faim entre les repas.
En consommant des féculents durant votre repas, vous

ressentirez moins l'envie de collation. Les glucides qu'ils contiennent rassasient durablement et régulent la glycémie : c'est grâce à eux que nous sommes « calés ». Finalement, les féculents seraient même un allié minceur puisqu'ils nous empêchent de grignoter !

3 Des féculents pour un bon transit

Les féculents sont riches en fibres et régulent donc notre transit intestinal. Ils empêchent la constipation et jouent un rôle important dans la prévention de certaines maladies (cardiovasculaires, diabète, cancers du colon...).

QUELS FÉCULENTS PRIVILÉGIER ?

Dans la grande majorité des cas nous sommes habitués à manger du pain blanc, des pâtes blanches/raffinées, des farines blanches, etc. Ce sont des produits raffinés, c'est-à-dire des céréales auxquelles on a enlevé leur germe. Le raffinage des céréales permet de fabriquer des produits plus souples, moins longs à cuire. Ce processus de raffinage est aujourd'hui très largement répandu, ce qui est bien dommage car il élimine une quantité importante de nutriments. De plus, le pain blanc, les pâtes blanches/raffinées et les farines blanches sont dépourvus de fibres. Ils passent dans le sang et transforment leurs sucres en graisses qui vont être stockées rapidement dans le corps.

À l'inverse, les produits « complets » ou « semi-complets » sont fabriqués à partir de farines non raffinées et sont donc beaucoup plus riches en nutriments. Ils vous apporteront une satiété plus longue et un meilleur impact sur votre glycémie. En d'autres termes vous n'aurez pas de sensation de faim avant le prochain repas. Le corps va utiliser leurs sucres tout au long de la journée et n'aura pas le temps de les stocker.

Il est donc important de privilégier au maximum les féculents « complets » ou « semi complets ». Vous l'aurez compris, préférez des pâtes complètes au supermarché. D'autant plus que les marques en produisent de plus en plus !

Pour ce qui est du pain, il est aussi préférable de consommer du pain complet/intégral qui est également plus riche en vitamine B et en minéraux. Les pains multicéréales et les pains au seigle sont aussi intéressants pour garder la ligne, car ils stabilisent la glycémie et limitent le stockage.

Côté céréales, privilégiez les céréales entières et complètes : épeautre, quinoa, sarrasin, boulgour, avoine... elles sont plus riches en fibres, vitamines et minéraux. Leurs glucides se digèrent lentement, ce qui assure une bonne satiété entre les repas. C'est l'idéal pour ne pas avoir de sensation de faim et ainsi pour ne pas grignoter.

À QUEL MOMENT ET EN QUELLES QUANTITÉS ?

On peut manger des féculents à chaque repas dans la mesure où la quantité n'est pas trop importante. Pour le repas du soir par exemple, un morceau de pain complet est largement suffisant.

Il n'est pas obligatoire non plus d'en manger à tous les repas, mais il est important d'en consommer régulièrement et en petite quantité.

Attention également à la préparation de vos féculents : c'est souvent ce qui les accompagne qui fait grossir (crème, beurre, fromage, sauce préparée...). Essayez au maximum de les consommer natures ou mélangés à vos légumes !

Pensez toujours que tous les féculents ne se valent pas en termes de quantité. Par exemple, 100 g de pâtes complètes équivalent à 30 g de pain complet.

Petit-déjeuner

C'est le repas où les féculents ont la plus grande importance. Ils vous apporteront l'énergie nécessaire jusqu'au déjeuner. Je vous conseille 2 tranches de pain complet, au seigle ou aux céréales.

Déjeuner

Lors du déjeuner il est important de refaire le plein d'énergie pour l'après-midi. Vous pouvez vous autoriser 100 g de pâtes complètes par exemple.

Dîner

Pour le dîner, il n'est pas nécessaire de consommer une grande quantité de féculents : c'est le moment où l'organisme va stocker le plus dans la journée. Vous pouvez prendrez un petit morceau de pain complet mais évitez d'en consommer davantage.

Vous l'aurez compris, manger des féculents est important et ne fait pas grossir dans la mesure où ils sont bien choisis, bien accompagnés et pris en bonne quantité !

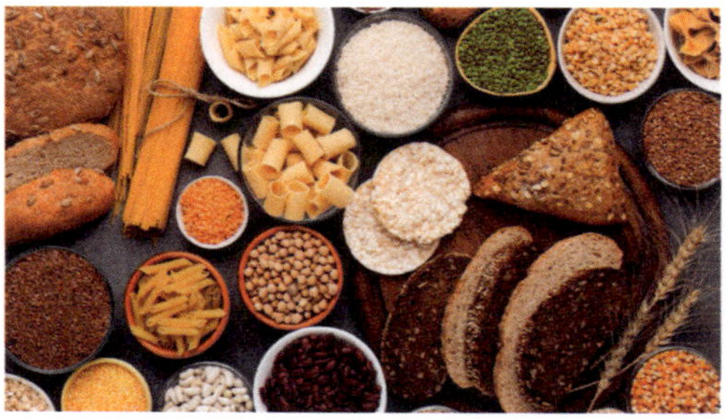

MANGER DES PRODUITS *de saison*

Pourquoi est-il important de manger des fruits et légumes de saison ?

C'est bon pour la santé et c'est meilleur gustativement.

Avoir une alimentation saine et adaptée aux saisons renforce notre système immunitaire. Les fruits et légumes de saison sont pleins de bons nutriments pour notre corps. Quand vous mangez une tomate en hiver, elle a forcément mûri dans des terres polluées par des engrais et des pesticides chimiques. La tomate aura moins de nutriments pour se défendre contre les agressions extérieures et sera appauvrie en goût.
À l'inverse, manger un fruit ou un légume de saison vous apportera tous les nutriments nécessaires au bon moment. Car oui, en hiver, nous n'avons pas les mêmes besoins nutritifs qu'en été. Les fruits et légumes comme la pastèque et la courgette sont gorgés d'eau, et en été, le corps demande à être hydraté du fait des grosses chaleurs. A contrario, en hiver, à cause du froid et du manque de soleil, nous avons besoin de fruits et légumes riches en vitamine C et autres nutriments, comme l'orange et la carotte. À chaque saison, les nutriments doivent être différents, et comme la nature est bien faite, elle nous apporte tout ce dont nous avons besoin en temps voulu ! Alors, petit conseil pour rester en forme : mangez de saison !

C'est bon pour la planète.

Manger des fruits et légumes de saison, c'est bon aussi pour la planète. Cela permet de préserver l'environnement. Cultiver un produit qui n'est pas de saison oblige à polluer les sols par des engrais et produits chimiques pour compenser le manque de soleil ou de pluie. L'acheminement de ces produits se fait également par des transports hyper polluants.

C'est économique.

Eh oui, vous ne payez ni les transports ni les produits chimiques qui ont servi à faire pousser vos fruits et légumes ! Les fraises sont bien plus chères en hiver... et surtout moins bonnes et moins intéressantes pour notre santé !

Cela permet de varier ses repas.

Manger des fruits et légumes de saison permet de sortir de sa routine alimentaire et de varier ses repas. C'est aussi l'occasion de faire de belles découvertes et d'apprendre à cuisiner différemment. En mangeant toujours la même chose, on finit par se lasser, alors profitez des saisons pour varier la consommation de vos fruits et légumes et prendre encore plus de plaisir dans votre assiette !

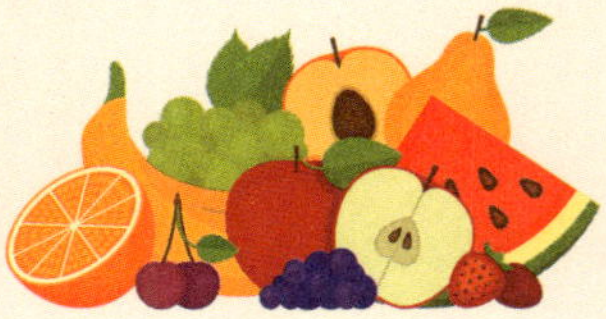

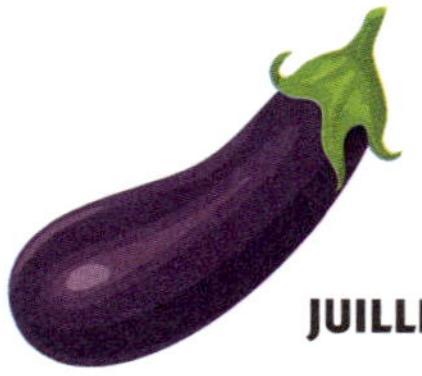

Été

JUILLET À SEPTEMBRE

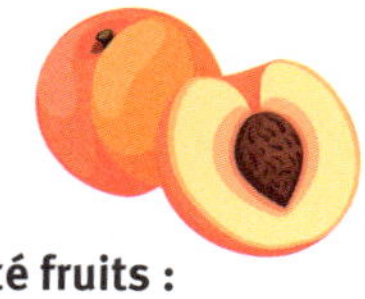

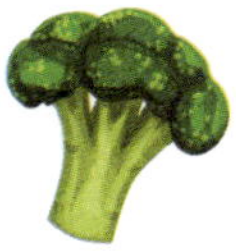

Côté légumes :
artichaut
aubergine
bette
betterave rouge
brocoli
chou blanc
chou frisé
chou Romanesco
chou rouge
chou-chinois
chou-fleur
chou-rave
concombre
courgette
cresson
épinard
fenouil
haricot
laitue romaine
maïs
navet
oignon blanc
petit pois
poivron
pomme de terre
potiron
radis

Côté fruits :
abricot
amande
banane
cassis
cerise
citron
figue
fraise
framboise
groseille
melon
mûre
myrtille
nectarine
pastèque
pêche
poire
pomme
prune
tomate

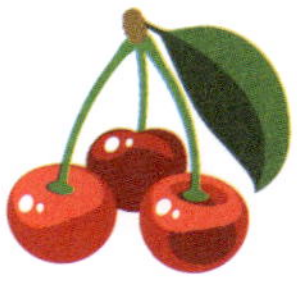

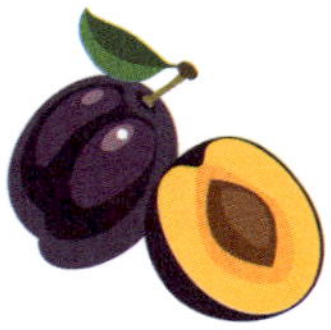

Automne

OCTOBRE À DÉCEMBRE

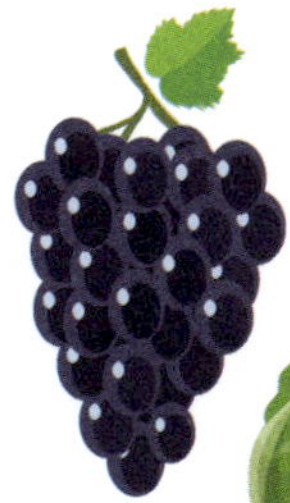

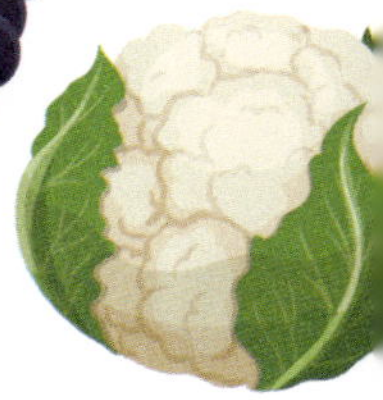

Côté légumes :
Bette
carotte
céleri
cèpes
chou blanc
chou de Bruxelles
chou frisé
chou rouge
chou-chinois
chou-rave
citrouille
courge
cresson
endive
épinard
fenouil
girolles
mâche
oignon
panais
poireau
pomme de terre
potimarron
potiron
salsifis
topinambour

Côté fruits :
ananas
avocat
banane
châtaigne
citron
coing
clémentine
datte
kaki
litchi
mandarine
mangue
marron
noisette
noix
orange
pamplemousse
poire
pomme
raisin

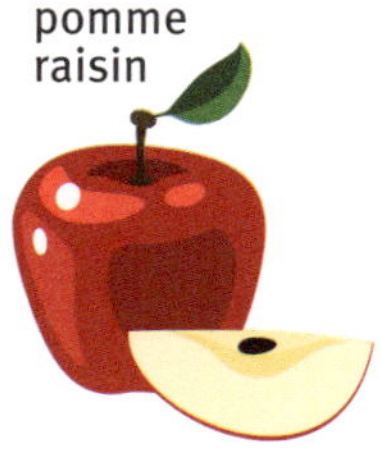

Hiver

JANVIER À MARS

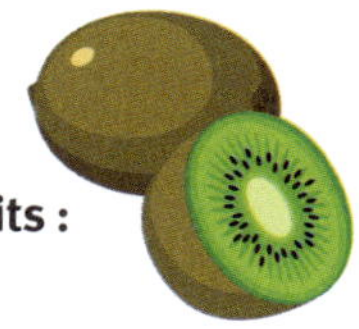

Côté légumes :
carotte
céleri
chou blanc
chou de Bruxelles
chou frisé
chou-chinois
citrouille
cresson
endive
mâche
oignon
poireau
pomme de terre
salsifis
topinambour

Côté fruits :
ananas
avocat
banane
citron
clémentine
datte
grenade
kaki
kiwi
litchi
mandarine
orange
orange sanguine
pamplemousse
poire
pomme

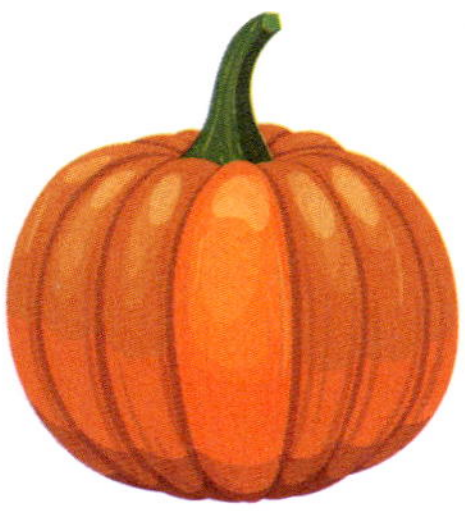

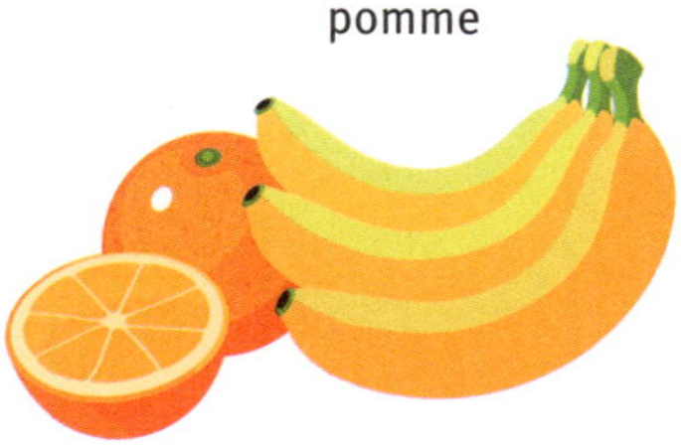

Printemps

AVRIL À JUIN

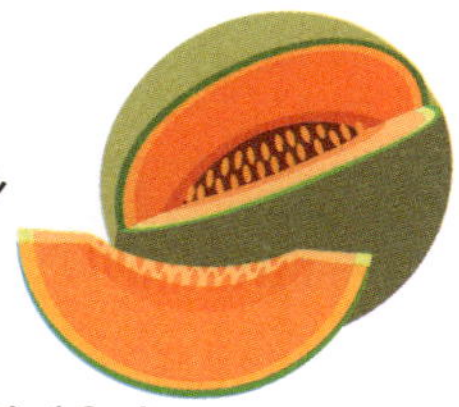

Côté légumes :
artichaut
asperge
bette
carotte
chou blanc
chou rouge
chou-rave
concombre
cresson
échalote
épinard
fenouil
fève
haricot vert
laitue romaine
morille
navet
oignon
radis
rhubarbe
roquette
petit pois
pois gourmands
pourpier

Côté fruits :
amande
avocat
banane
cerise
citron
fraise
groseille
kiwi
litchi
mandarine
melon
orange
pamplemousse
pomme
tomate

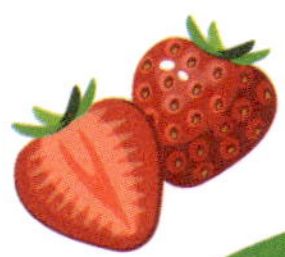

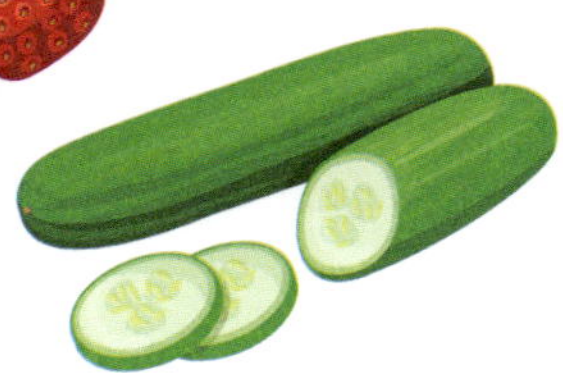

ATTENTION *aux faux amis !*

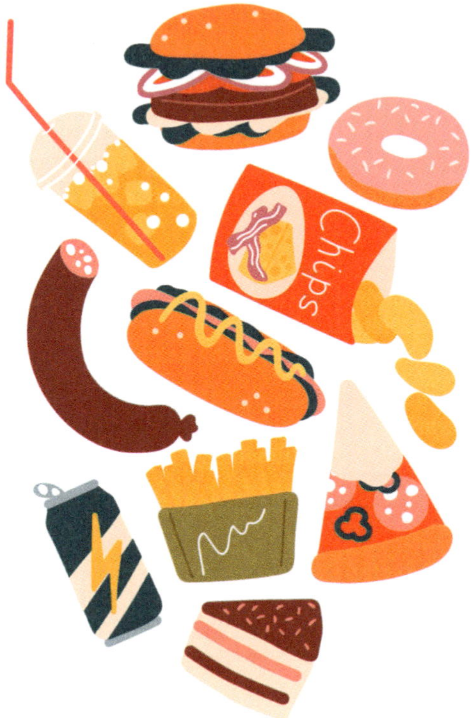

LIGHT, SANS SUCRES AJOUTÉS, 0 % DE MG, ALLÉGÉ EN SUCRES/MG...

Les industriels ont bien compris que ces mentions changent le comportement du consommateur. Effectivement, ce dernier pense que le produit est moins gras et meilleur pour sa santé, et va donc être prêt à en consommer davantage ! Mais ces produits allégés peuvent être très riches et faire grossir...

Eh oui ! Les produits portant la mention *light* ou allégé ont une teneur en glucides ou en lipides appauvrie d'au moins 25 % par rapport à un même produit non allégé. Mais un produit allégé en sucres ne l'est pas forcément en matières grasses, et inversement ! Une chose est compensée par une autre. Du coup, « sans sucres ajoutés » ou « 0 % de MG » ne veulent pas dire 0 calorie !

En prenant le temps de s'intéresser à la composition de certains produits allégés, on verra qu'ils sont même parfois plus caloriques que leurs équivalents classiques ! Faites bien attention à la liste des ingrédients sur l'étiquette et regardez si le produit contient du sucre (sucre, saccharose, sirop de riz, sirop de maïs, sirop de fructose...). C'est le cas, par exemple, des yaourts 0 % qui sont effectivement allégés en matières grasses, mais sont souvent très riches en sucres. Dans ce cas, il vaut mieux opter par un yaourt nature classique qui fera moins grossir.

De plus, les produits light ou allégés qui sont réellement moins caloriques sont très souvent bourrés d'additifs pour conserver le goût ou la texture.

LES SODAS LIGHT ET SANS SUCRES

Les sodas zéro contiennent réellement 0 sucre et 0 calorie, mais attention... ils contiennent des édulcorants artificiels comme l'aspartame, le cyclamate, la saccharine, l'acésulfame-K ou le sucralose pour remplacer le sucre. Ce sont ces édulcorants artificiels qui envoient le message suivant à votre corps et à votre cerveau : « On veut du sucre ! ». Les boissons édulcorées accroissent ainsi la sensation de faim en agissant sur votre tube digestif et en déréglant votre glycémie. Vous avez l'impression de consommer du sucre, et donc encore plus envie d'en consommer... aïe ! Les édulcorants sont aussi très mauvais pour votre santé, ils favoriseraient le diabète et le risque de développement de certains cancers. Limitez au maximum votre consommation de sodas (même light ou zéro) et remplacez-les par de l'eau, des infusions, des jus de fruits...

Petite ASTUCE

Dans le cadre d'un rééquilibrage alimentaire, privilégiez le fromage blanc 0 % (très protéiné et peu calorique) ou le yaourt nature (pas de yaourt 0 % ni aromatisé, car ils sont souvent très sucrés).

LES JUS DE FRUITS

Attention aux jus de fruits industrialisés qui contiennent très souvent beaucoup de sucres ajoutés et de conservateurs.

Sachez aussi que les sucres de ces jus de fruits s'assimilent rapidement, vous n'aurez donc pas une réelle sensation de satiété comme avec un fruit frais avec de la pulpe. Ils font même monter le taux de glycémie !

De plus, les vitamines et antioxydants présents dans les fruits disparaissent après la fabrication du jus... vous perdez donc beaucoup de nutriments !

Ainsi, un jus fait maison permet de conserver plus de vitamine C.

Effectivement, cette vitamine supporte mal les traitements industriels. Alors, pour faire le plein de vitamine C, pensez à utiliser des oranges bien fraîches et à boire votre jus rapidement après l'avoir pressé.

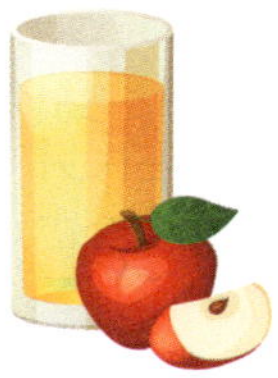

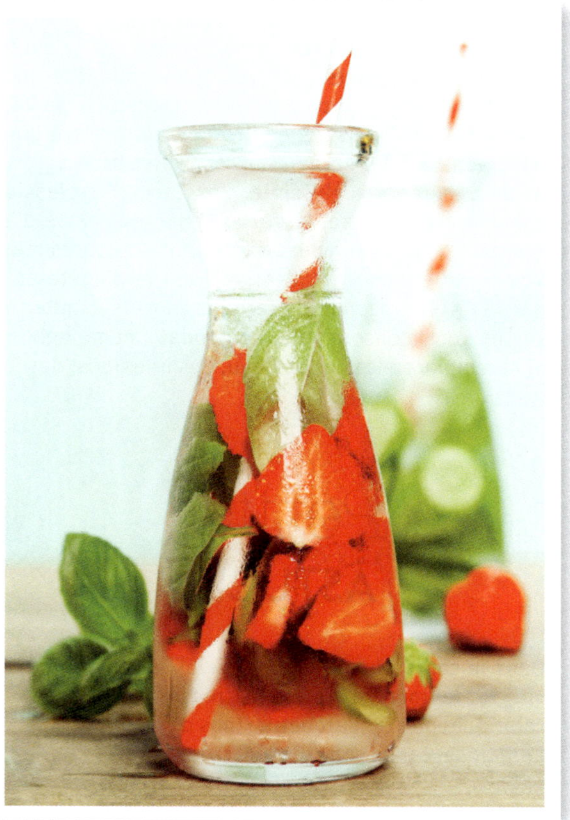

QUELQUES RECETTES D'EAUX AROMATISÉES POUR REMPLACER LES SODAS

Eau aromatisée aux fraises, BASILIC ET CITRON

- *1,5 l d'eau*
- *1 grosse poignée de fraises*
- *1 poignée de basilic*
- *1 citron*

Lavez les fruits et le basilic. Coupez les fraises en deux et le citron en rondelles.

Dans une carafe, placez les fruits, le basilic, puis recouvrez d'eau.

Laissez infuser au frais environ 2 heures.

Eau aromatisée à la pastèque ET À LA MENTHE

- *1,5 l d'eau*
- *½ pastèque*
- *1 poignée de menthe*

Pelez et coupez la pastèque en morceaux en enlevant le maximum de pépins. Lavez la menthe.

Dans une carafe, placez la pastèque et la menthe, puis remplissez d'eau.

Laissez infuser au frais environ 1 heure.

Eau aromatisée à l'orange ET À LA VANILLE

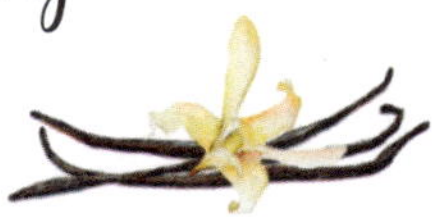

- *1,5 l d'eau*
- *1 grosse orange*
- *1 gousse de vanille de Madagascar*

Coupez l'orange en rondelles. Fendez la gousse de vanille en deux et grattez-en les graines avec la pointe d'un couteau.

Mettez les graines et la gousse dans le fond d'une carafe. Ajoutez les rondelles d'orange et remplissez d'eau.

Laissez infuser au frais environ 2 heures.

LES FRUITS : OUI... MAIS PAS TOUS !

Il est vraiment conseillé de consommer des fruits pour être en bonne santé, mais quand il s'agit de perdre du poids ou de garder la ligne, **3 fruits sont à consommer avec modération :**

- **La banane (90 kcal/100 g)**
- **Le raisin (67 kcal/100 g)**
- **La cerise (60 kcal/100 g)**

Ce sont les fruits les plus caloriques, car ils sont riches en glucides. Les adeptes de ces fruits devront réduire leur consommation pour ne pas freiner leur amaigrissement.

À l'inverse, d'autres fruits sont à privilégier :

- **La pastèque (30 kcal/100 g)**
- **La fraise (32 kcal/100 g)**
- **Le melon (34 kcal/100 g)**
- **Le pamplemousse (39 kcal/100 g)**
- **La pêche (39 kcal/100 g)**
- **La nectarine (44 kcal/100 g)**
- **L'orange (47 kcal/100 g)**
- **La framboise (52 kcal/100 g)**
- **La groseille (54 kcal/100 g)**

LES << CÉRÉALES >> MUESLI OU SPÉCIAL RÉGIME

Les industriels nous vendent ces produits comme sains et efficaces pour garder la ligne. Mais c'est faux, car la plupart contiennent tout autant de sucres et de graisses que des céréales classiques. Ce sont eux aussi des produits ultra transformés bourrés d'additifs ! Si vous aimez les céréales, essayez de préparer votre granola maison.

LES GALETTES DE RIZ SOUFFLÉ

Produit réputé peu calorique, le riz soufflé inonde nos supermarchés, notamment dans les rayons bio. Il est beaucoup utilisé en collation dès que l'on ressent une petite sensation de faim.

Mais malheureusement, les galettes de riz ont un effet non désiré : effectivement, elles n'apportent aucune satiété et produisent même une grande sensation de faim, car elles font monter votre glycémie. Elles sont peu caloriques, mais à éviter si vous désirez mincir. Préférez-leur une poignée d'oléagineux (amandes, noix, noisettes...) ou un fruit frais de saison.

LES FRUITS SECS

On limitera aussi les fruits secs. Ce sont des fruits déshydratés, la majorité de l'eau a donc disparu des fruits. Ils voient ainsi leur valeur calorique tripler, voire quadrupler lorsqu'ils sont séchés.

- Les abricots secs (230 kcal/100 g contre 49 kcal frais)
- Les figues sèches (252 kcal/100 g contre 68 kcal fraîches)
- Les pruneaux (253 kcal/100 g contre 50 kcal/100 g pour des prunes fraîches)

LES SUSHIS

À première vue, les sushis sont composés de riz et de poisson, pas de quoi s'affoler... et pourtant, il suffit de les cuisiner pour se rendre compte que le problème avec eux n'est pas le poisson, mais le riz et la sauce qui l'accompagne. C'est un riz collant, vinaigré, mais surtout très sucré.

Le calcul est simple : 1 sushi au saumon représente environ 48 kcal (soit 288 kcal pour 6 sushis)... Oui, ça va vite ! Il faut donc limiter leur consommation.

Les sushis sont également très pauvres en légumes. Seuls les sashimis sont intéressants d'un point de vue nutritionnel.

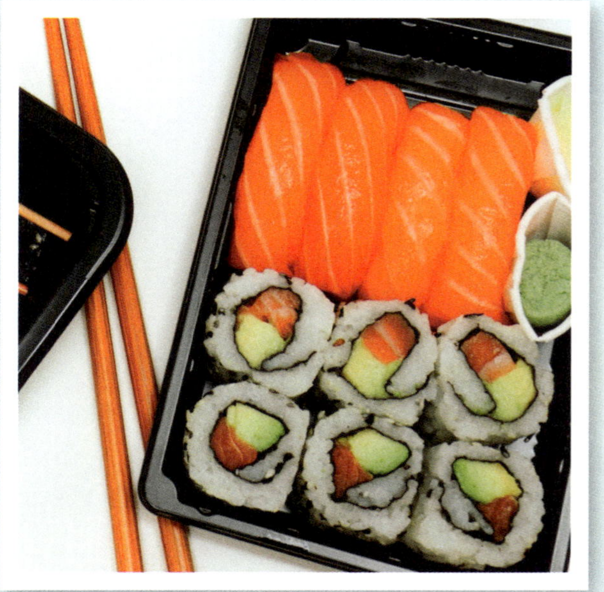

Retrouvez en page 135 cinq recettes originales pour préparer vous-même un dîner japonais complet, gourmand et ultra-sain !

LES BOISSONS PROTÉINÉES (SUBSTITUT DE REPAS)

Sur les réseaux sociaux, on ne voit qu'elles. Elles sont censées nous aider à garder la ligne, mais si vous consommez trop de protéines, l'excès va être stocké dans votre corps et se transformer en graisse. Vous pouvez vous permettre de consommer autant de protéines si, et seulement si, vous suivez un programme sportif intensif.

Privilégiez plutôt la consommation de protéines en variant les sources (viande, poisson, œufs, légumineuses, produits laitiers, fruits à coque...).

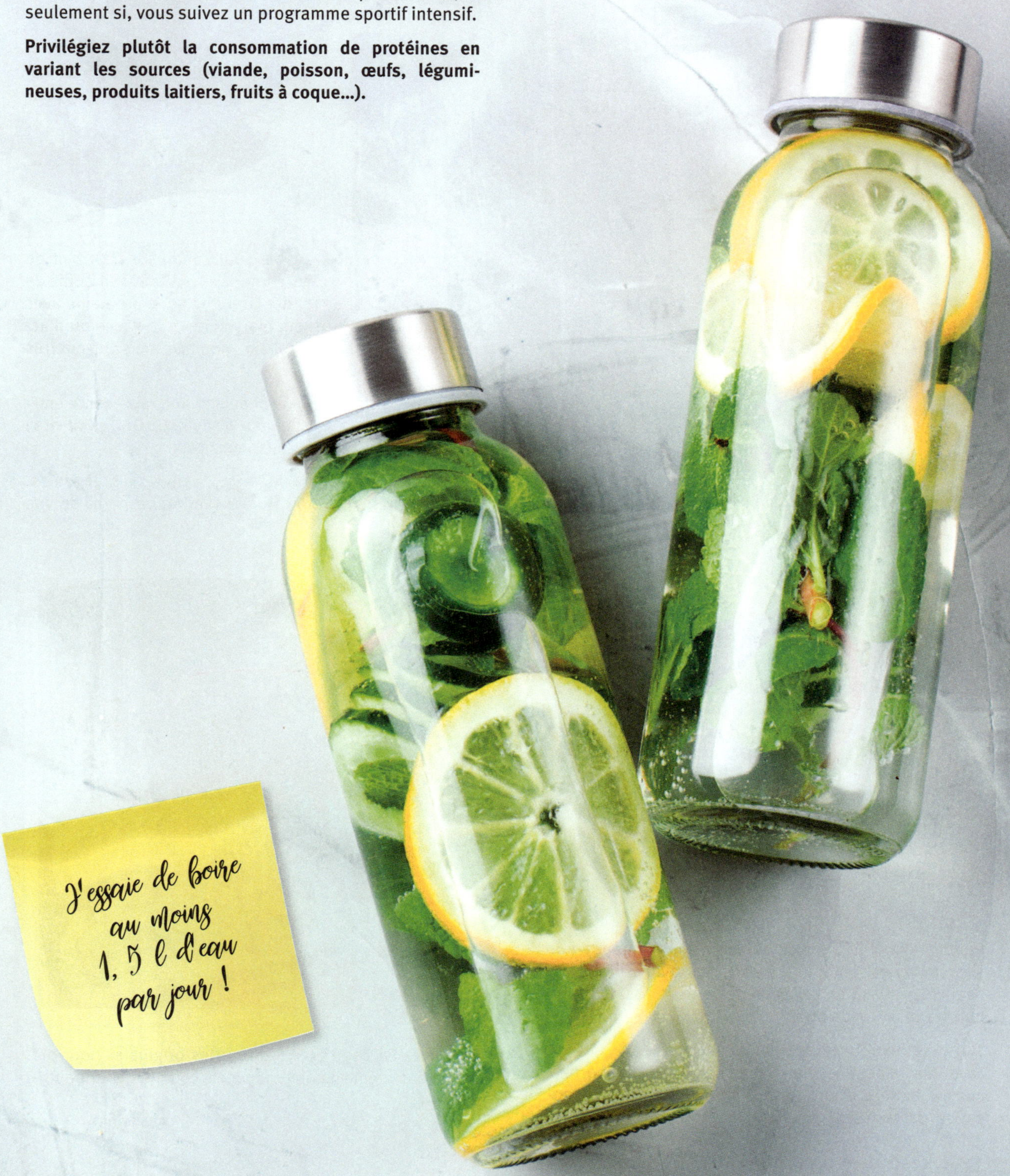
J'essaie de boire
au moins
1,5 l d'eau
par jour !

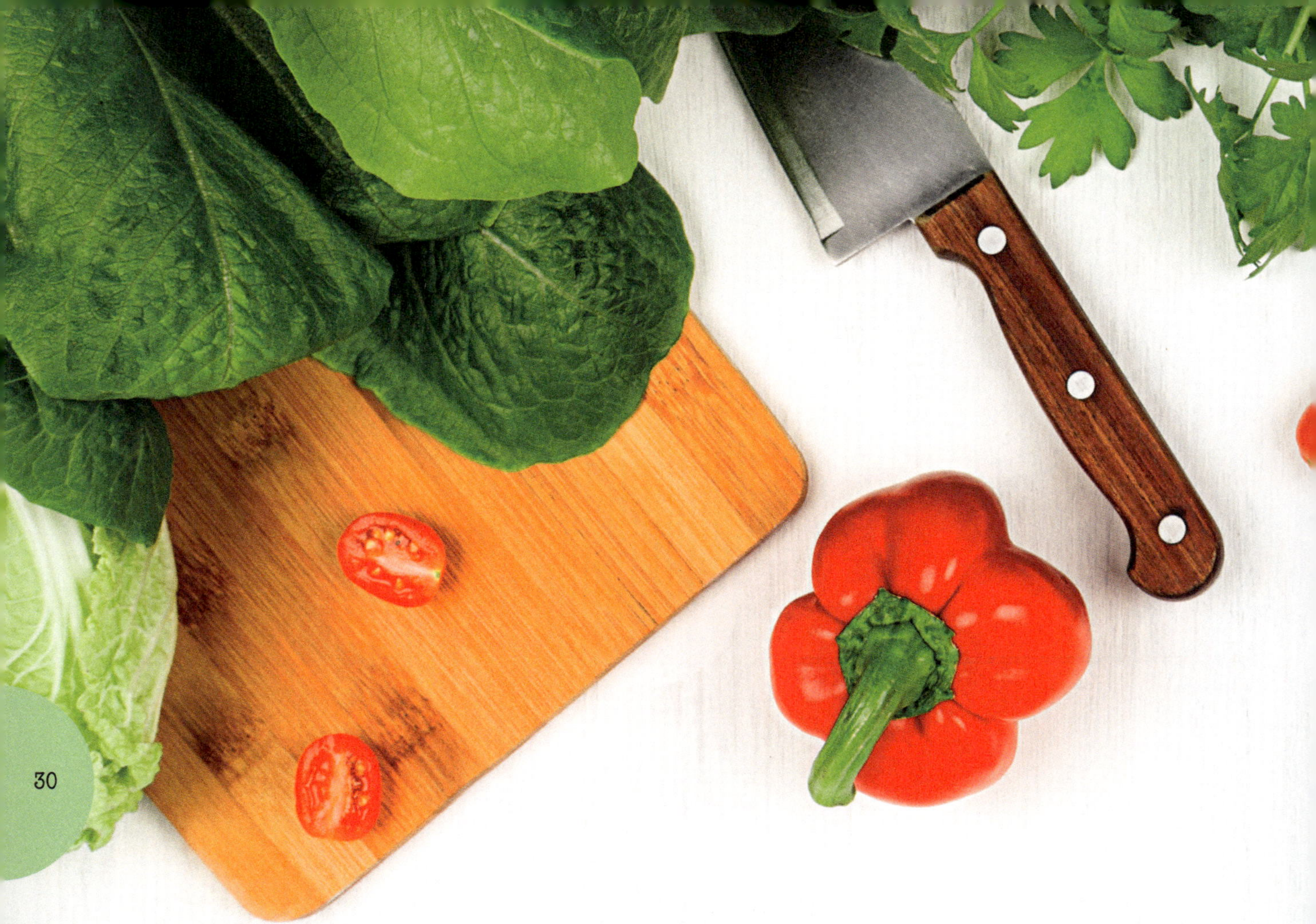

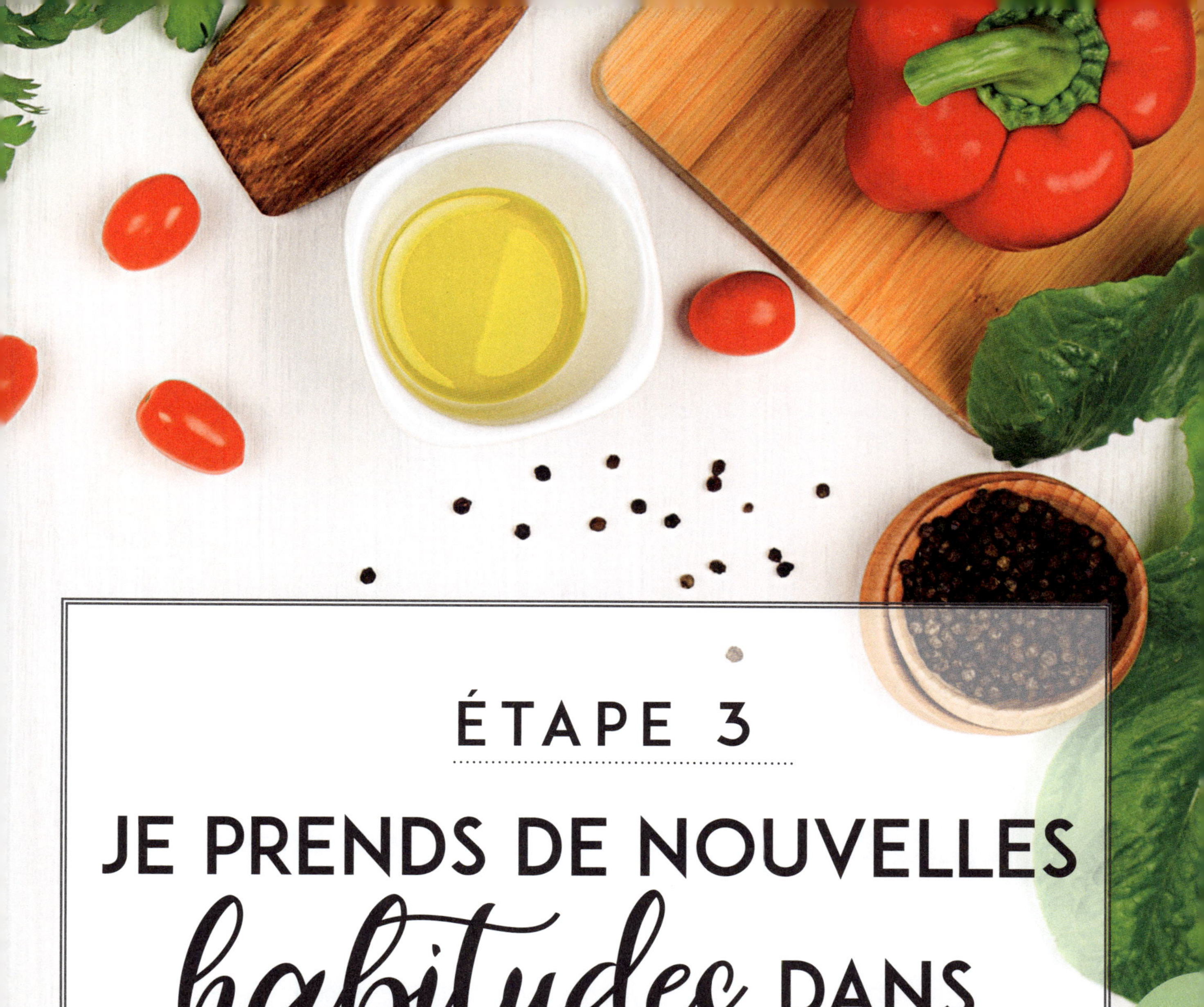

ÉTAPE 3

JE PRENDS DE NOUVELLES *habitudes* DANS MA *cuisine*

LES MODES DE CUISSONS *à privilégier*

Pour rendre vos plats les plus sains et les plus healthy possible, le choix de la cuisson est non négligeable. La qualité de l'aliment n'est pas le seul point important d'une alimentation saine, la façon dont vous le cuisinez peut tout changer.

À BAS LA FRITURE !

Il est important de savoir que les hautes températures détruisent la majorité des nutriments de vos produits et génèrent des composés nocifs qui jouent un rôle dans l'apparition de maladies. Donc, vous l'aurez compris, *bye-bye* le barbecue, la friteuse et le micro-ondes…

La friture notamment est une méthode de cuisson à haute température très grasse et très mauvaise pour la santé. Prenons l'exemple de la pomme de terre dont la teneur en gras passe de 0,1 g à 13 g lors d'un rapide bain dans l'huile de friture ! En fait, lors de cette cuisson, l'eau de la pomme de terre s'évapore et est remplacée par l'huile de friture. Pas génial pour votre santé !

Les aliments frits regorgent d'acides gras saturés qui sont très néfastes pour la santé et vraiment pas bons pour la ligne… Alors, on évite tous les modes de cuisson gras et, pour une cuisson super *healthy*, on opte pour les modes suivants.

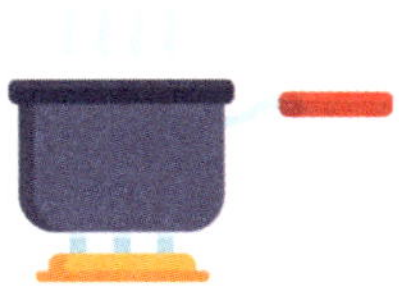

1 LA CUISSON À L'EAU

Elle est intéressante si vous gardez l'eau de cuisson et que vous la réutilisez, en bouillon par exemple pour des soupes. Il est important de l'utiliser, car l'eau a gardé une partie des nutriments de vos légumes.

La cuisson à l'eau est pratique si vous voulez faire cuire une grosse quantité de légumes, il est souvent plus difficile de faire cuire un gros nombre de légumes à la vapeur par manque de place.

2 LA CUISSON À L'ÉTOUFFÉE

Elle est aussi très intéressante. Elle consiste à cuire les aliments à feu très doux, sous couvercle, jusqu'à évaporation de l'eau.

Cette technique, rarement utilisée, est une excellente manière de préserver les minéraux et vitamines de vos aliments.

En plus, c'est une technique de nos grands-mères qui rend les plats super goûteux !

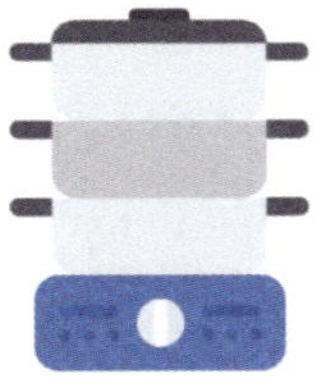

3 LA CUISSON À LA VAPEUR

C'est l'idéal : elle ne nécessite aucun ajout de matière grasse et respecte les qualités nutritionnelles de vos aliments.

Pour les légumes, c'est le meilleur mode de cuisson, car certains nutriments sont solubles dans l'eau (c'est-à-dire qu'une partie va rester dans l'eau de cuisson, ce qui est dommage).

Prenons l'exemple de la cuisson de brocolis : une cuisson à l'eau leur fait perdre plus de 30 % de leur vitamine C contre 15 % à la vapeur. C'est non négligeable !

En plus, la cuisson à la vapeur permet un temps de cuisson court en découpant les légumes en petits morceaux. Et, si vous avez la chance d'avoir un cuit vapeur, vous n'aurez même pas besoin de rester devant pour surveiller la cuisson !

4 LA CUISSON AU FOUR

Elle peut permettre de faire cuire vos aliments à une température très basse également. Il suffit de régler le thermostat.

Il n'est pas nécessaire de rajouter forcément de la matière grasse sur les viandes (pensez qu'elles en contiennent déjà, donc n'en abusez pas).

Utilisez le jus de cuisson de la viande pour la rendre la moins sèche possible et n'hésitez pas à utiliser beaucoup d'épices et d'aromates.

5 LES PAPILLOTES

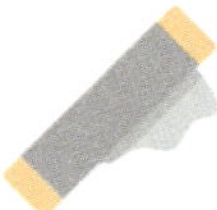

C'est un super mode de cuisson, notamment pour la volaille et les poissons. Elle consiste à faire cuire l'aliment dans du papier sulfurisé (ou de l'aluminium) : il cuit ainsi dans son propre jus avec une très légère vaporisation, ce qui permet de conserver tous les nutriments. Il n'est pas nécessaire d'utiliser systématiquement des matières grasses pour ce mode cuisson.

Pensez à rajouter des aromates et des légumes à l'intérieur de votre papillote pour lui donner un maximum de goût.

Bon À SAVOIR

Lorsque vous cuisez à l'eau, réduisez au maximum le temps d'immersion et salez légèrement pour réduire la fuite des vitamines dans l'eau. Les légumes à privilégier pour une cuisson à l'eau sont ceux qui sont justement pauvres en eau : les carottes, les légumineuses, le chou...

QUELLE CUISSON POUR QUEL ALIMENT ?

Pour préserver au mieux leurs qualités nutritionnelles, il est important d'adapter les modes de cuisson aux aliments :

- **Les légumes :** à la vapeur en priorité (dans un panier en Inox si possible) ou grillés à la poêle.
- **Les viandes :** au four ou grillées à la poêle.
- **La volaille :** à la vapeur, en papillote, grillée à la poêle ou au four.
- **Les poissons :** à la vapeur, en papillote ou grillés à la poêle ou au four.
- **Les œufs :** à l'eau bouillante ou à la poêle, sans ajout de matière grasse.

CONSEILS POUR conserver au mieux les propriétés de vos aliments :

- **Éviter de cuire les aliments trop longtemps.**
- **Faire cuire les aliments avec leur peau s'ils sont issus de l'agriculture biologique (en pensant bien à les nettoyer avant).**
- **Garder l'eau de cuisson des légumes si vous les faites bouillir (vous pourrez vous en servir pour vos potages, veloutés, jus de cuisson ou encore pour y faire cuire vos céréales).**
- **Ne consommez pas plus d'une fois par semaine des plats cuisinés en friture ou sautés avec trop de matières grasses. Ils apportent beaucoup de graisses et limitent la perte de poids (même des légumes).**
- **Le gril et le barbecue doivent aussi être utilisés exceptionnellement, car ces modes de cuisson génèrent des composés toxiques mauvais pour votre santé.**

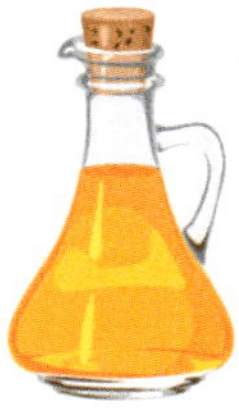

LES *huiles* ET LES *matières grasses*

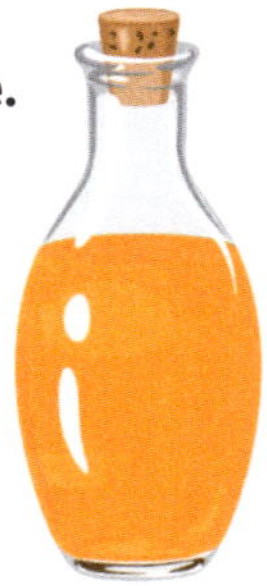

Quand on parle de matières grasses, on pense souvent à quelque chose de négatif : obésité, maladies cardiovasculaires, diabète, cholestérol...

Pourtant, les matières grasses sont indispensables au bon fonctionnement de notre organisme.

Certaines d'entre elles ont en plus des vertus intéressantes pour notre santé. Il suffit d'utiliser les bonnes sources de matières grasses en bonne quantité.

Que ce soient des huiles végétales, du beurre ou de la margarine, il est important de varier nos matières grasses et de bien les consommer.

LES HUILES VÉGÉTALES

Les huiles sont nombreuses et pleines de vertus, mais alors lesquelles choisir ?

Les huiles sont essentielles à notre alimentation, elles ne contiennent pas de cholestérol et, contrairement aux matières grasses animales (beurre, crème...), elles sont riches en acides gras que notre corps ne fabrique pas et dont il a besoin. Nous devons donc aller les chercher dans notre alimentation et notamment dans les huiles.

Les huiles sont composées de :

Oméga-3
Ces acides gras fragiles, fondamentaux pour notre bien-être, sont les plus recherchés, car ils sont assez rares dans l'alimentation. On en trouve principalement dans les huiles de lin et de noix.

Oméga-6
Ils participent aussi à notre équilibre et sont très importants pour la reproduction et les défenses immunitaires. On en trouve principalement dans les huiles de tournesol, sésame et noix.

Oméga-9
Les oméga-9 aident à lutter contre le diabète, le cholestérol et les maladies cardiovasculaires. On en trouve principalement dans les huiles d'olive, de sésame et de colza.

Vitamine E
Cet antioxydant joue un grand rôle pour la protection de notre organisme. On en trouve principalement dans les huiles de sésame et de noix.

Que ce soit pour la cuisson de nos plats ou pour assaisonner nos salades, les huiles rehaussent le goût des aliments. Chaque huile a des vertus différentes et il est intéressant de bien les choisir.

LEURS VERTUS

Huile d'arachide : elle provient de la plante, elle est très riche en oméga-6 et pauvre en oméga-3. Il est conseillé de la consommer avec des huiles plus riches en oméga-3.

Huile de coco : obtenue à partir de la chair de coco fraîche, elle est très à la mode, car les lipides qu'elle contient ne sont pas stockés dans l'organisme. Elle a également la particularité de ne pas produire de composés toxiques à la cuisson.

Huile de colza : obtenue à partir de graines de colza, elle présente un bon équilibre en oméga-3 et en oméga-6. Elle contient également des oméga-9, un allié santé indéniable.

Huile de lin : elle renferme beaucoup d'oméga-3, ce qui est très intéressant pour les végétariens qui peuvent en manquer, elle peut alors rétablir l'équilibre.

Huile de noisette : son intérêt nutritionnel réside dans sa forte concentration en oméga-3 et en oméga-9. Elle contient aussi des vitamines A et E, qui améliorent la vision.

Huile de noix : elle est riche en oméga-3 et en vitamine E. C'est l'huile qui propose le meilleur rapport oméga-3/oméga-6. Elle contribue à faire diminuer le taux de cholestérol. Elle a un goût prononcé qui peut relever les plats.

Huile d'olive : obtenue à partir d'olives broyées puis pressurées, elle apporte un léger goût fruité et est bénéfique pour une bonne santé cardiovasculaire.

Huile de tournesol : obtenue à partir de graines de tournesol broyées, son grand avantage se trouve dans sa cuisson. Elle tient à haute température et permet de faire rissoler les aliments. Cependant, il faut limiter sa consommation, car elle reste très riche.

Astuce N°1

CHOISIR UNE HUILE BIO ET DE PREMIÈRE PRESSION À FROID

Grâce à cette méthode de pression, l'huile obtenue est un jus naturel qui renferme tous les principes nutritifs. Elle ne subit aucun traitement chimique, c'est donc une huile d'excellente qualité.

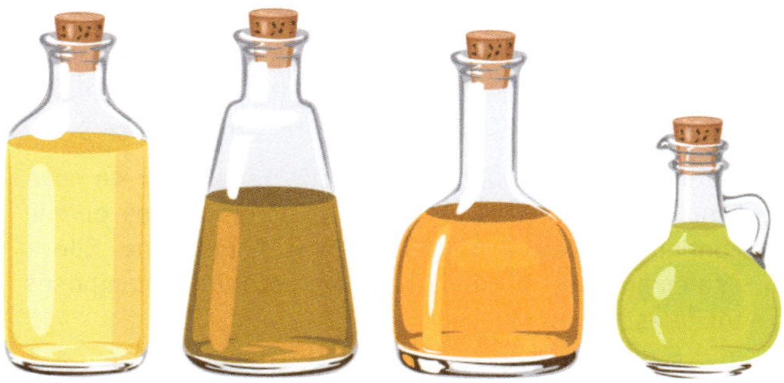

Astuce N°2

VARIER AU MAXIMUM LES DIFFÉRENTES HUILES VÉGÉTALES

Les huiles contiennent toutes des vertus différentes. Consommer une seule sorte d'huile serait vraiment dommage. Certaines sont très riches en oméga-6, mais pauvres en oméga-3, et inversement... Il est donc intéressant d'un point de vue nutritionnel d'alterner nos huiles végétales.

Astuce N°3

BIEN UTILISER LES HUILES

Certaines huiles sont bonnes pour l'assaisonnement, mais pas forcément pour la cuisson. À la cuisson, les huiles peuvent se dénaturer et s'oxyder. Elles produisent alors des composés toxiques mauvais pour notre santé.

- **Pour l'assaisonnement** : toutes les huiles peuvent servir pour l'assaisonnement. On privilégiera néanmoins les huiles riches en oméga-3, c'est-à-dire les huiles de colza, d'olive, de noix, de sésame, de noisette et de lin.
- **Pour les cuissons** : on préférera cette fois les huiles pauvres en oméga-3 et riches en oméga-6. Pour poêler un aliment, on utilisera l'huile d'arachide, de colza, d'olive ou de tournesol. Pour le faire frire : on prendra l'huile d'arachide ou de tournesol (elles supportent les fortes chaleurs).

Attention, on optera au maximum pour les cuissons douces qui évitent de dénaturer les huiles et conservent leurs propriétés nutritionnelles.

Astuce N°4

LIMITER LEUR CONSOMMATION

La règle d'or est :
Pas plus de 1 c. à soupe d'huile végétale par repas !

En effet, les matières grasses peuvent être consommées tous les jours, mais en petite quantité. Si on en abuse, elles pourraient avoir des effets négatifs sur notre santé et notre ligne.
Privilégiez l'huile de colza, de noix ou d'olive.

LE BEURRE

Le beurre est une matière grasse obtenue à partir du lait, donc d'origine animale. Il est une bonne source de vitamines A et D et d'oméga-9, à condition de le manger cru. Consommé en excès, il pourrait en revanche favoriser les maladies cardiovasculaires.

Je vous déconseille de faire cuire le beurre, car il noircit à la cuisson, ce qui a pour effet de produire des composés toxiques et la chaleur détruit la vitamine A qu'il contient.

Dans une alimentation équilibrée, on peut consommer jusqu'à 20 g de beurre par jour, mais pas plus.

Si vous tenez à garder du beurre dans votre alimentation, utilisez cette portion sur vos tartines lors du petit-déjeuner.

LA CRÈME FRAÎCHE

La crème fraîche est le fruit de l'écrémage du lait. C'est un produit tout à fait naturel dont le processus de fabrication ne demande aucun additif chimique.

La crème fraîche a l'avantage de n'apporter que 300 kcal pour 100 g, qu'elle soit épaisse ou liquide. Cela fait d'elle une matière grasse relativement légère, il faut tout simplement faire attention à ne pas en mettre plus qu'il ne le faudrait.

On ne dépasse pas 2 c. à soupe de crème fraîche par repas ! La crème fraîche reste une matière grasse plus légère que le beurre ou la margarine. Elle supporte également mieux la cuisson que le beurre.

LES ALTERNATIVES

Le lait de coco est une bonne alternative à la crème fraîche pour les intolérants au lactose ou tout simplement pour son bon goût. On peut en consommer jusqu'à 3 c. à soupe par repas.

La texture de **l'avocat** en purée est parfaite pour remplacer la crème fraîche ou le beurre, car il contient beaucoup de lipides : il suffit simplement de mettre le poids demandé en avocat.

La margarine a plus ou moins la même apparence que le beurre, elle est cependant beaucoup plus molle, même à froid, et également plus jaune. C'est une matière grasse tirée d'huiles végétales. Elle est riche en oméga-3 et en oméga-6. Dans une alimentation équilibrée, on peut consommer jusqu'à 25 g de margarine par jour.

MA CONSOMMATION QUOTIDIENNE

Faites-vous plaisir en variant toutes ces matières grasses et en respectant ces quantités.

Ne pas dépasser par repas :

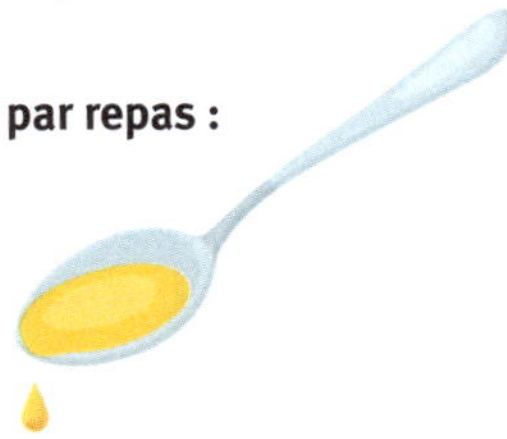

1 c. à soupe d'huile végétale

ou

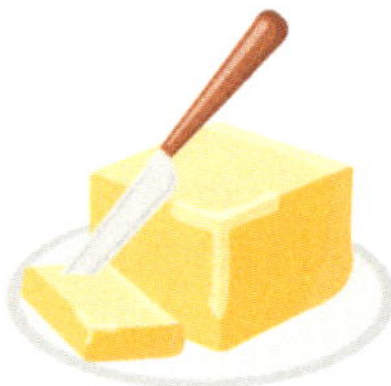

15 g de beurre

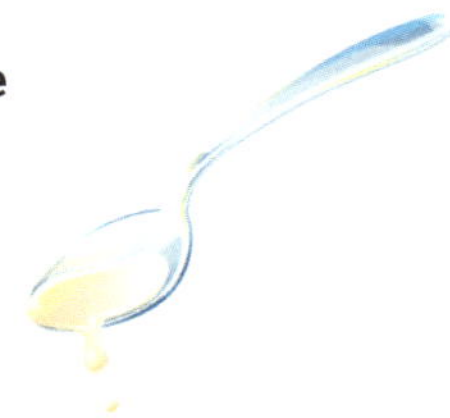

ou

30 g ou 2 c. à soupe de crème fraîche

ou

15 g de margarine

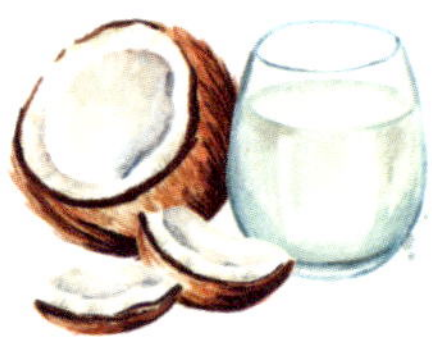

ou

60 g ou 3 c. à soupe de lait de coco

ou

½ avocat

Dois-je bannir le sucre DE MON alimentation ?

Pour fonctionner, notre corps à besoin de glucides, comme nous l'avons vu dans la partie sur les féculents. En effet, nos cellules en ont besoin pour bien fonctionner. Cependant, il existe deux types de glucides et il est important de savoir les différencier car ils ont des effets vraiment différents sur notre corps. Nous avons vu précédemment que les glucides complexes étaient très importants pour notre santé, puisqu'ils nous apportent plein de bonnes choses. Penchons-nous maintenant sur les glucides simples, aussi appelés glucides rapides.

LES GLUCIDES RAPIDES, QUI SONT-ILS ?

Les mauvais glucides sont les glucides dits « simples » ou « sucres rapides » que l'on trouve le plus souvent dans les produits ultra-transformés : sodas, biscuits et gâteaux industriels, les bonbons, les fast-foods, etc. Ils ont une saveur sucrée et sont rapidement assimilés par l'organisme. Ils sont représentés la plupart du temps par le sucre blanc raffiné, qui est en réalité un mélange de deux sous-familles de glucides simples, le glucose et le fructose. Ces glucides rapides sont très pauvres en vitamines, minéraux et fibres, et déséquilibrent donc totalement la ration calorique (c'est-à-dire votre besoin calorique journalier pour être en forme). De plus, ils favorisent le stockage du gras, n'ont que très peu d'effet de satiété et nous donnent envie d'en consommer toujours plus. Bref, dans le cas d'une perte de poids comme d'un simple rééquilibrage, ce sont vraiment des aliments à éviter.

UN EFFET ADDICTIF

Des études ont prouvé que le sucre présentait un potentiel addictif aussi important que celui des drogues comme la cocaïne ou l'héroïne. En effet, selon des chercheurs au CNRS (Centre national de la recherche scientifique), la consommation quotidienne et prolongée du sucre provoquerait des modifications dans notre cerveau, ce qui aurait un impact sur notre comportement. Plus on consommera du sucre, plus notre cerveau enverra des signaux à notre corps pour en consommer davantage.

COMMENT DIMINUER MA CONSOMMATION DE SUCRE ?

1

Je bannis les produits sucrés industriels de mon alimentation.
Exit les gâteaux, biscuits, pâtisseries industrielles, bonbons, sodas ou même plats préparés. En effet, les plats industriels que vous pensez « salés » contiennent en fait beaucoup de mauvais sucres même s'ils n'en n'ont pas le goût. L'effet addictif cité précédemment en est l'une des raisons.

2

Je remplace les produits à la farine blanche par des produits complets.
Comme nous l'avons vu dans la partie traitant des féculents, les farines complètes sont bien plus bénéfiques pour la santé et seront assimilées d'une meilleure manière par notre corps.

3

Je remplace le sucre blanc par du sucre complet.
En faisant cela, je peux commencer à cuisiner moi-même les gâteaux et biscuits achetés habituellement dans le commerce, en réduisant leur consommation petit à petit.

4

J'utilise des épices
Je peux aussi réduire la quantité de sucre dans une préparation et ajouter un petit peu d'épices souvent utilisées dans la pâtisserie et donc associées au goût sucré : vanille, cannelle, cardamome, gingembre, etc.

QUELLES SONT LES ALTERNATIVES AU SUCRE CLASSIQUE ?

Des alternatives au sucre existent, mais il faut faire attention à bien les choisir et à les consommer en quantité raisonnable.

LA STÉVIA

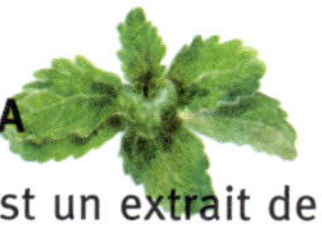

La stévia est un extrait de plante 100 % naturel avec un léger goût de réglisse. Elle est intéressante car son pouvoir sucrant est 200 fois supérieur à celui du sucre et n'apporte aucune calorie. Le rêve !

Attention toutefois à ne consommer que le produit brut. Lisez bien les ingrédients : la plupart des sticks vendus dans nos supermarchés ne contiennent qu'à peine 1 % de stévia pour 99 % de produits chimiques et d'additifs... à éviter !

Côté cuisine : attention, la stévia résiste mal à une cuisson supérieure à 120 °C. À éviter en pâtisserie donc. C'est également un produit qui ne cristallise pas et ne caramélise pas.

Pouvoir sucrant :
100 g de sucre blanc en poudre = 1 à 2 g de stevia

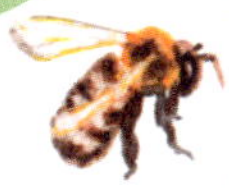

LE MIEL

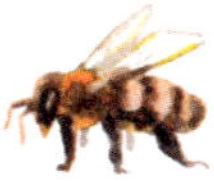

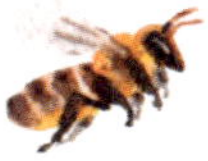

Avec un indice glycémique faible et une bonne teneur en vitamines et en antioxydants, le miel est une bonne alternative au sucre à condition de le consommer avec modération, car il n'en reste pas moins un produit sucrant. Il est néanmoins moins calorique que le sucre, avec un pouvoir sucrant supérieur. Comme pour la stévia, le miel est une bonne alternative au sucre, à condition de choisir un miel naturel acheté directement auprès d'un apiculteur et non un miel industriel ultra-transformé.

Côté cuisine : le miel contient plus d'eau que le sucre. C'est à prendre en compte lorsque vous souhaitez remplacer du sucre par du miel dans une recette ; il faudra peut-être également réduire la quantité de liquide s'il y en a.

Pouvoir sucrant :
100 g de sucre blanc en poudre = 65 g de miel

LE SIROP D'AGAVE

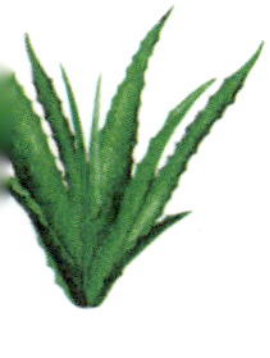

Le sirop d'agave est obtenu à partir du cœur de l'agave, une variété de cactus poussant au Mexique, et plus généralement dans les régions chaudes et sèches. Même s'il est calorique, son indice glycémique est beaucoup plus faible que celui du sucre (il est de 15 contre 60 pour le sucre). On stocke donc moins de graisses avec le sirop d'agave qu'avec le sucre. Il reste à consommer avec modération car il contient du fructose, ce qui peut entrainer une prise de poids s'il est consommé en trop grande quantité.

Côté cuisine : le sirop d'agave est idéal pour sucrer les boissons, mais également pour remplacer le sucre dans des pâtisseries à la texture « humide ».

Pouvoir sucrant :
100 g de sucre blanc en poudre = 65 g de sirop d'agave

LE SIROP D'ÉRABLE

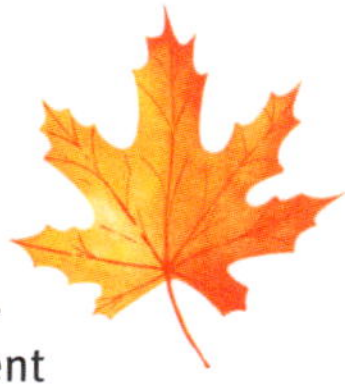

Riche en vitamines, magnésium et zinc, le sirop d'érable a surtout un indice glycémique faible et regorge d'antioxydants. Il faut néanmoins en consommer avec modération comme le sirop d'agave car il contient également pas mal de fructose. Choisissez toujours un sirop d'érable naturel et, si possible, bio.

Côté cuisine : tout comme le miel, il contient de l'eau et devra donc être dosé savamment en remplacement du sucre dans une recette. De plus, essayez de choisir les sirops les plus clairs qui seront de meilleure qualité et avec un goût plus neutre.

Pouvoir sucrant :
100 g de sucre blanc en poudre = 60/65 g de sirop d'érable

SUCRE DE COCO

Le sucre de coco est issu de la fleur de cocotier. En plus d'avoir un indice glycémique très faible, le sucre de coco est également riche en oligo-éléments. Sa texture rappelle celle de la cassonade. Même s'il est quasiment aussi calorique que le sucre, ses calories ne sont pas « vides » comme celles du sucre blanc, ce qui signifie qu'elles apportent des nutriments indispensables à notre corps, contrairement au sucre. Attention seulement à en consommer avec modération car son pouvoir sucrant est plus faible que le sucre, on a donc tendance à en rajouter.

Côté cuisine : peut aisément remplacer le sucre roux dans vos recettes, en ajoutant 1 c. à soupe de matière grasse ou de liquide en plus par tranche de 150 g de sucre de coco.

Pouvoir sucrant :
100 g de sucre blanc en poudre = 150 g de sucre de coco

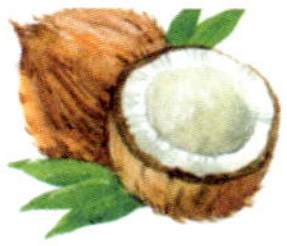

QUID DE L'ASPARTAME ?

L'aspartame est perçu comme du sucre sans calories. On en trouve dans la plupart des produits industrialisé « allégés ». C'est un produit que je déconseille fortement, car sa consommation n'apporte pas de bénéfice en termes de gestion du poids. Au contraire même, l'aspartame aura tendance à entretenir l'appétence pour le goût sucré, et vous donnera envie de consommer encore plus de sucre, sans vous apporter le moindre bienfait nutritionnel.

MES GOÛTERS *Healthy*

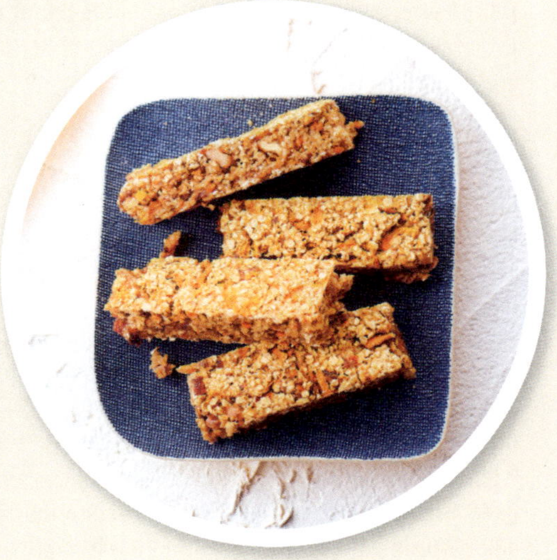

Barres de céréales healthy

Mixez 200 g de flocons d'avoine jusqu'à obtenir une poudre. Mixez 140 g de dattes dénoyautées jusqu'à obtenir une pâte. Pelez et râpez une carotte. Concassez 50 g de cerneaux de noix. Mélangez tous ces ingrédients dans un saladier. Malaxez bien à la main. Etalez la pâte obtenue en un rectangle de 2 cm d'épaisseur sur une plaque recouverte de papier sulfurisé. Enfournez pour 25 min à 150 °C. Une fois refroidi, découpez en une trentaine de barres. Conservez-les dans une boîte hermétique pendant 3 à 4 jours.

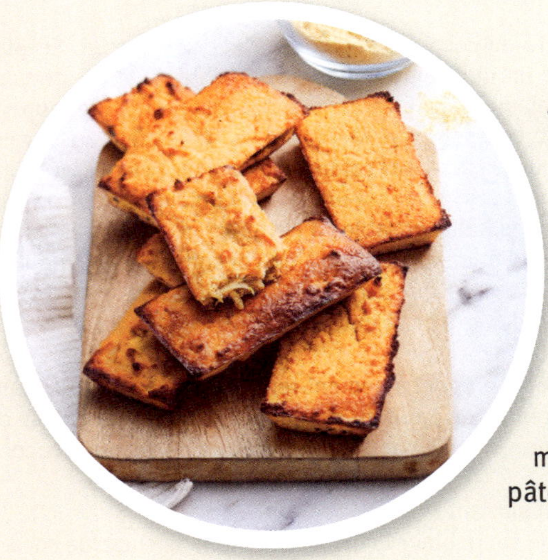

Financiers à l'orange sans beurre

Faites cuire une orange entière bio pendant 30 min dans de l'eau bouillante : elle doit devenir molle. Battez 4 œufs avec 2 c. à soupe de sucre de coco et 1 pincée de sel, jusqu'à obtenir un mélange mousseux. Laissez refroidir l'orange cuite, puis coupez-la en morceaux avec la peau (mais en retirant les pépins). Écrasez-la avec 175 g d'amandes en poudre, ½ c. à café de bicarbonate de soude et 1 c. à soupe de miel d'acacia. Incorporez le mélangez aux œufs. Répartissez la pâte dans 12 moules à financiers, puis enfournez 15 min à 180 °C.

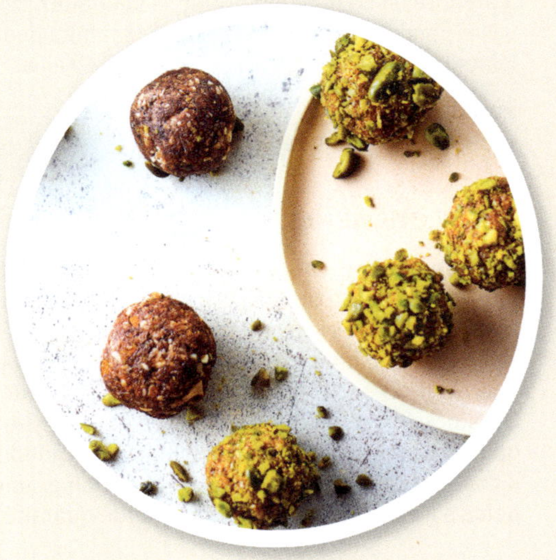

Energy balls abricots-pistaches

Mixez grossièrement 50 g de pistaches. Coupez 9 abricots secs en morceaux et mixez-les jusqu'à obtenir une pâte. Ajoutez 1 pincée de safran, 1 pincée de fleur de sel et la moitié des pistaches. Mixez de nouveau. Formez des boulettes. Roulez-les dans le reste de pistaches. Réservez au frais dans une boîte hermétique.

ÉPICES ET AROMATES :
nos alliés minceur

Épices et aromates servent à relever la saveur de nos plats. Ils sont idéaux pour remplacer les matières grasses habituellement utilisées comme exhausteur de goût.

LES ÉPICES

Elles viennent le plus souvent d'un végétal. Elles sont obtenues à partir du séchage de la plante ou de sa graine, ou de sa transformation par fermentation, blanchissement, mouture... On y trouve la badiane, la cannelle, la cardamome, le curcuma, le gingembre, le paprika, le piment d'Espelette, le safran...

LES AROMATES

Comme leur nom l'indique, ce sont des plantes qui servent à aromatiser un plat. On y trouve donc le basilic, le cerfeuil, la ciboulette, la coriandre, la menthe, le persil... Elles sont consommées fraîches, parfois séchées ou en graines.
Il ne faut pas confondre avec les plantes aromatiques (ail, oignon).

Pour un meilleur équilibre alimentaire, je vous conseille d'utiliser un maximum d'épices, d'aromates et de condiments, et de réduire vos matières grasses. Ils permettront de varier les saveurs sans prendre le moindre kilo, bien au contraire !

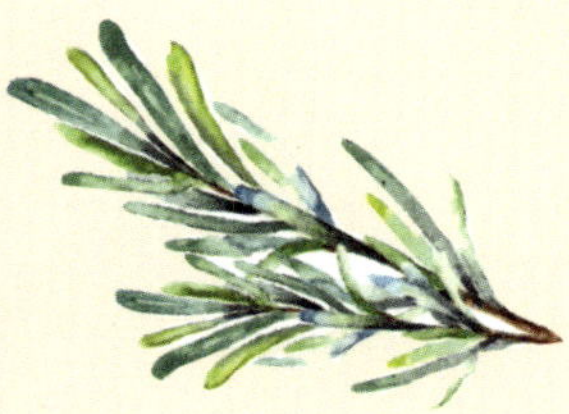

NOS ALLIÉS MINCEUR !

Que ce soit les épices ou les aromates, ils ont souvent une odeur très agréable et sont très riches en antioxydants.
Ils permettent de relever nos plats et de leur donner du goût en limitant notre consommation de sel, mauvais pour notre santé et notre ligne, mais aussi de matières grasses.
De nombreuses études ont aussi démontré que les épices permettent de booster le métabolisme, ce qui aide l'organisme à brûler plus de calories. Elles auraient également de nombreuses vertus qui pourraient aider à la perte de poids (effet coupe-faim, effet drainant et régularisation de la digestion).

En plus de tout cela, les épices et les aromates sont des super :

- **anti-inflammatoires** (curcuma, gingembre, piment de Cayenne) ;
- **anti-infectieux** (cannelle, curcuma, gingembre, piment de Cayenne) ;
- **anticancer** (curcuma) ;
- **antioxydants** qui préviennent des maladies cardiovasculaires (basilic, coriandre, menthe).

Vous pouvez utiliser quotidiennement des épices et des aromates dans vos viandes, poissons, légumes, mais aussi dans vos soupes, salades...

COMMENT LES CONSOMMER ? À QUELLE FRÉQUENCE ?

- Préférez les épices et les aromates bio de préférence pour éviter les pesticides.
- Vous pouvez en consommer à tous les repas, c'est même recommandé ! Encore plus quand vous cherchez à perdre du poids.
- Certaines épices sont à consommer avec modération, car elles pourraient provoquer de l'inconfort si elles étaient consommées en trop grande quantité. C'est le cas des épices au goût « piquant » : chili, curry, harissa, paprika, piments, poivre, Tabasco®.

NOS ÉPICES ET AROMATES COUP DE COEUR POUR LA LIGNE

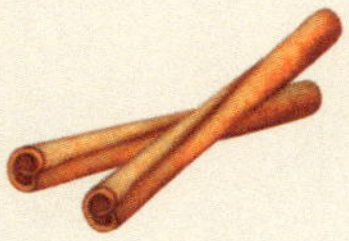

1

La cannelle

Efficace pour aromatiser les plats sucrés ou salés, elle a un rôle positif dans la perte de poids puisqu'elle agit directement sur les adipocytes (cellules graisseuses).
Elle amène en fait à brûler les graisses.

2

Le cumin

Il augmente le métabolisme et permet donc de brûler plus rapidement des calories.
Il joue également un rôle sur la sensation de faim et vous donnera une impression de satiété, ce qui permet de manger moins.

3

Le curcuma

Il a un effet brûle-graisse sur la graisse abdominale.

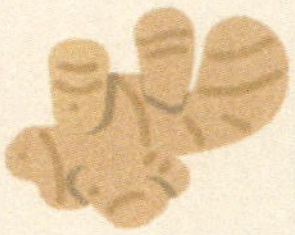

4

Le gingembre

C'est une épice brûle-graisse, car il fait monter la température du corps et, pour se réguler, l'organisme puise dans les réserves de graisses.
Il permet également une meilleure digestion et a un effet coupe-faim.

5

Le romarin

C'est un puissant antioxydant qui évite le stockage des graisses. Il améliore la circulation et renforce les vaisseaux sanguins. Il a en plus des propriétés anticancer.

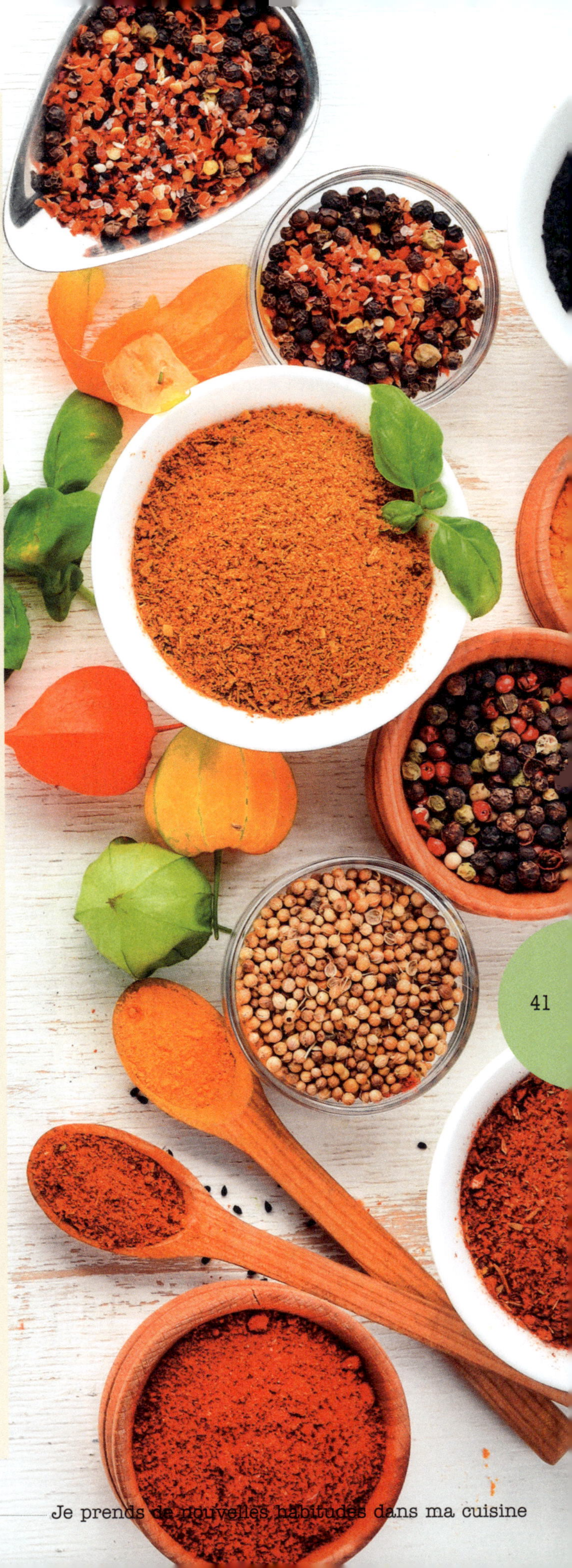

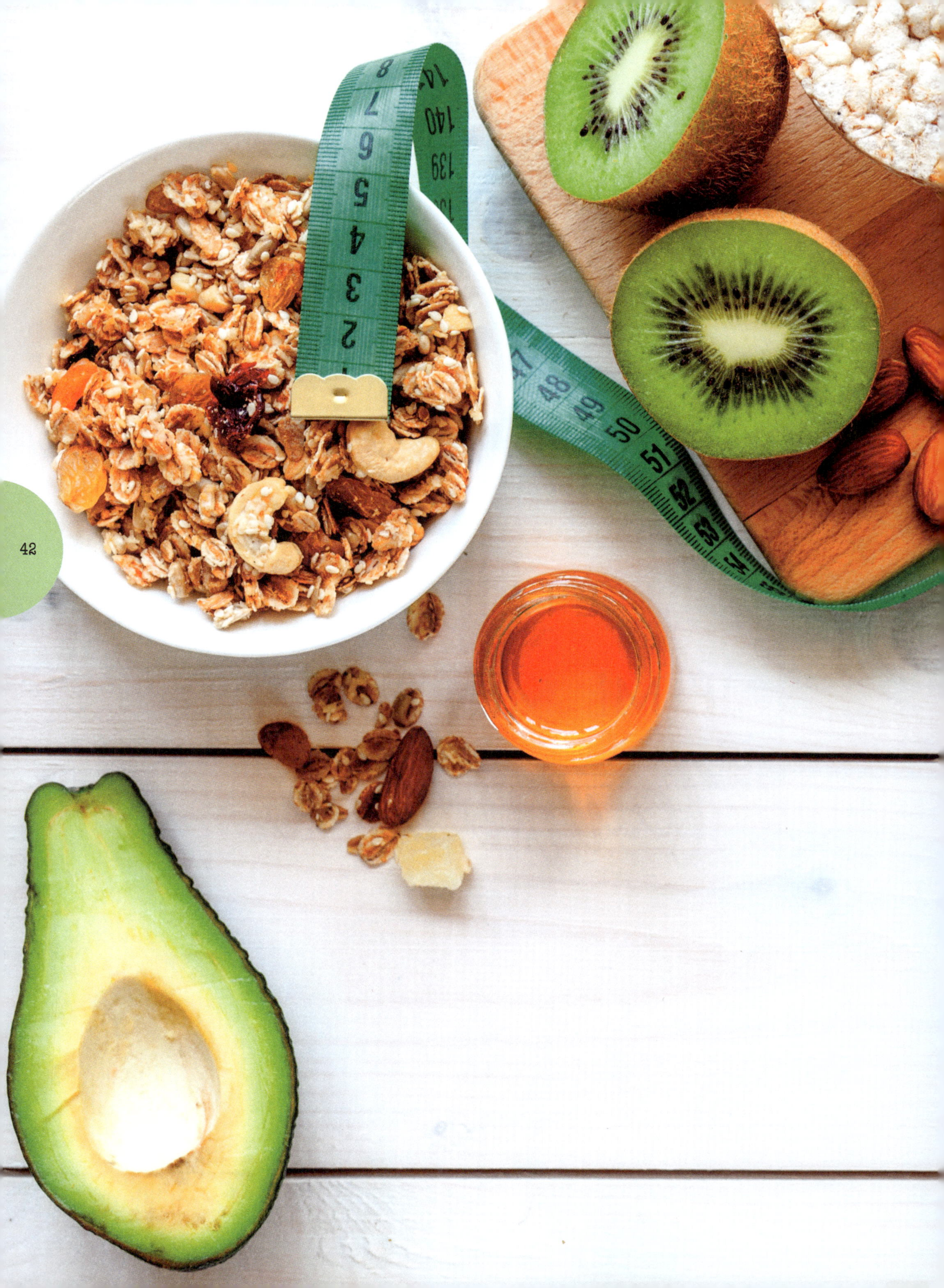

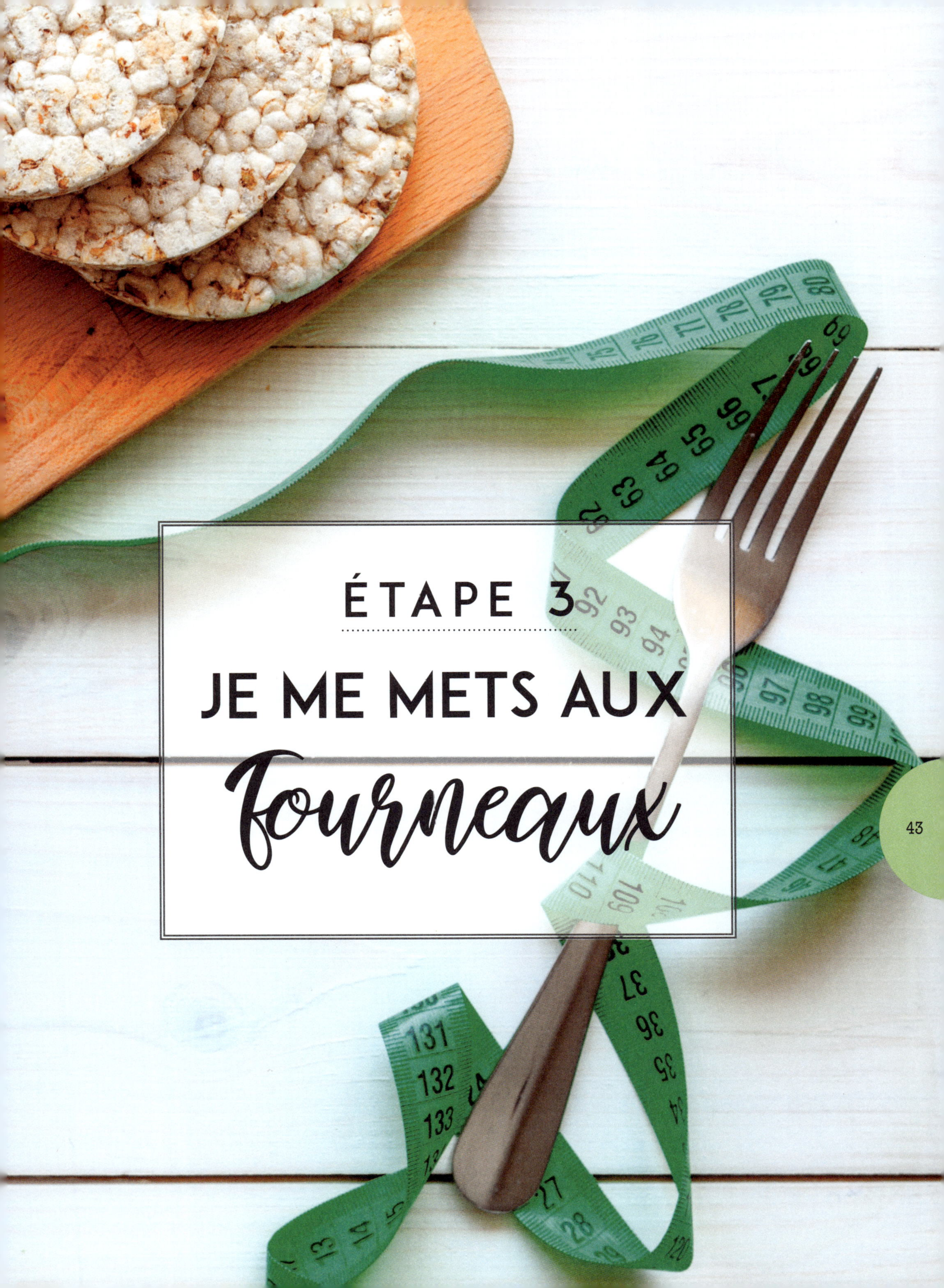

ÉTAPE 3

JE ME METS AUX *Fourneaux*

MON *Programme*

Maintenant que vous avez fait le point sur vos habitudes alimentaires et vos réflexes de consommation, et que vous en savez un peu plus sur la manière de mieux vous organiser en cuisine, il est grand temps de vous lancer dans le programme ! Gardez bien en tête de le suivre à votre rythme, car l'objectif n'est pas que de craquer en quelques jours mais d'adopter progressivement et avec plaisir un nouveau mode de vie alimentaire qui vous convient !

EST-CE QUE TOUTE MA FAMILLE PEUT MANGER COMME MOI ?

La réponse est oui, mais les portions peuvent évidemment varier selon plusieurs critères :

S **Le sexe :** les hommes ont besoin de plus de quantité que les femmes.

S **La taille :** plus on est grand, plus la quantité doit être importante.

S **L'âge :** une personne en pleine croissance aura des besoins différents, vous pouvez rajouter des féculents le soir pour vos enfants.

S **Le niveau d'activité physique :** quelqu'un qui pratiquerait une activité physique intensive aura besoin d'une alimentation davantage protéinée par exemple.

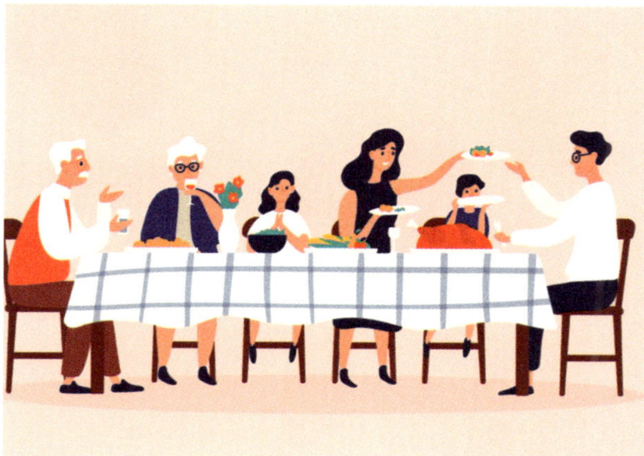

MES REPAS TYPES DE LA JOURNÉE

PETIT DÉJEUNER

S **Féculents :** 55 g de pain complet. Vous pouvez également consommer du pain de seigle ou d'épeautre. Les féculents auront pour rôle principal de vous apporter l'énergie nécessaire jusqu'à midi.

S **Fruit frais :** 1 portion (1 pomme, 2 kiwis, 3 prunes, 2 mandarines, une grosse poignée de fruits rouges ...)

S **Produits laitiers :** 1 yaourt nature ou 1 fromage blanc 0 % ou 30 g de fromage

S **Boisson chaude :** 1 thé vert ou 1 café sans sucre.

DÉJEUNER

S **Féculents :** 100 g de féculents complets ou semi complets ou céréales (types quinoa, boulgour, millet ; à peser cuits) ou 90 g de pain complet ou 250 g de pomme de terre ou 150 g de patate douce ou 70 g de légumineuses.

S **Légumes :** Au moins 250 g de légumes ou à volonté.

S **Protéines :** 100 à 125 g de viande, poisson, ou œufs (2 œufs). Attention, ne consommez pas de viande rouge ou de poisson gras plus de deux fois par semaine.

S **Fruit frais :** 1 portion (1 pomme, 2 kiwis, 3 prunes, 2 mandarines, une grosse poignée de fruits rouges...)

S **Matière grasse :** 1 c. à soupe d'huile végétale ou ½ avocat ou 2 c. à soupe de crème fraîche.

S **Boisson chaude :** 1 tisane ou café sans sucre.

COLLATION OPTIONNELLE

seulement si vous avez faim

S **Fruits frais :** 1 portion (1 pomme, 2 kiwis, 3 prunes, 2 mandarines, une grosse poignée de fruits rouges ...)

S **Oléagineux :** 1 poignée (noix, noisettes, amandes...)

DÎNER

S **Féculents :** Le soir, je vous conseille de limiter au maximum la consommation de féculents.

S **Légumes :** Au moins 250 g de légumes ou à volonté.

S **Protéines :** 100 g de viande ou de poisson, en essayant de privilégier la viande maigre (porc, veau, volaille) et le poisson blanc, ou 2 œufs.

S **Produits laitiers :** 1 yaourt nature ou un fromage blanc 0% ou 30 g de fromage.

S **Matière grasse :** 1 c. à soupe d'huile végétale ou ½ avocat ou 2 c. à soupe de crème fraîche.

S **Boisson chaude :** 1 tisane sans sucre.

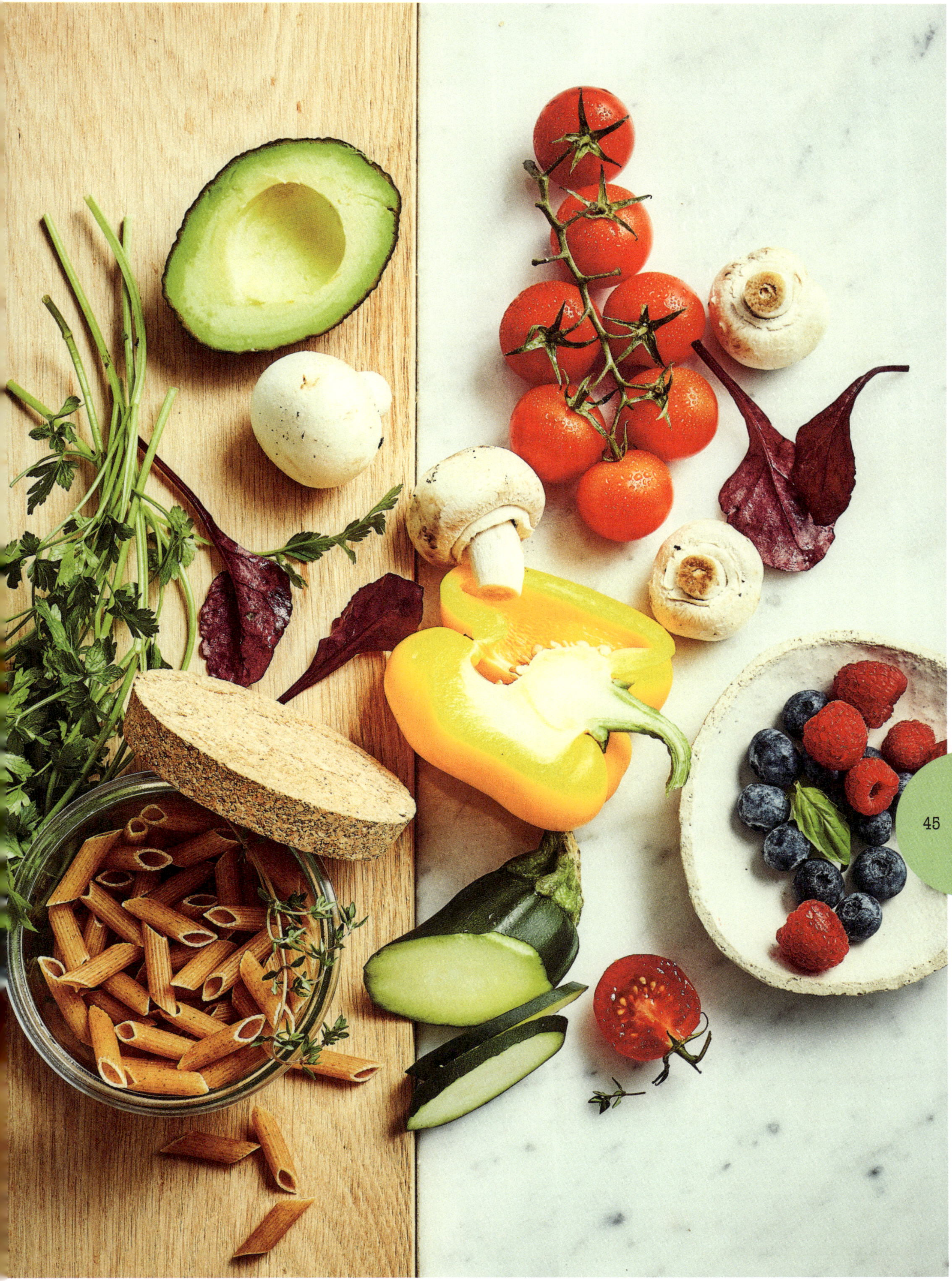

SEMAINE 1

Pour la semaine 1, essayez de débuter tranquillement ; autorisez-vous au moins 3 repas plaisir, une soirée et 2 petits déjeuners plus caloriques que les petits déjeuners classiques. Choisissez également des repas « craquage sains » deux midis dans la semaine.

Je m'autorise

- **3 repas plaisir :** mangez ce que vous souhaitez.
- **1 soirée avec alcool**, si vous avez l'habitude de sortir (mais choisissez si possible des alcools faibles en calories tels que le vin ou le champagne).
- **2 petits déjeuners un peu plus caloriques** que le petit déjeuner type (idéalement le week-end).

7 petits déjeuners

Organisez vos petits déjeuners comme indiqué en page précédente. Pour les 2 petits déjeuners un peu plus consistants, agrémentez un petit déjeuner normal d'une recette sucrée du livre (pancakes, smoothie bowl, bowl cake, muffin au chocolat, etc.) et remplacez éventuellement le fruit par un jus d'oranges pressées.

7 déjeuners

Organisez vos déjeuners comme indiqué en page précédente, ou piochez dans les recettes de ce livre :

- **5 recettes complètes mais légères salées** (pages 70 à 109)
- **2 craquages sains salés** (pages 110 à 129)

Complétez le plat d'un dessert : portion de fruit, produit laitier ou recette sucrée du livre. Si vous déjeunez en extérieur à cause de votre travail, rendez-vous en page 134 pour découvrir des conseils pour réussir à manger équilibré.

7 dîners

Organisez vos dîners comme indiqué en page précédente, ou piochez dans les recettes de ce livre :

- **5 recettes complètes mais légères salées** (pages 70 à 109)
- **2 recettes toutes light salées** (pages 54 à 69)

Complétez le plat d'un dessert : portion de fruit ou produit laitier.

JE TIENS UN JOURNAL ALIMENTAIRE

1 POURQUOI FAIRE ?

Tenir un journal de bord au quotidien de son alimentation peut être très utile pour réussir à engager son rééquilibrage ! En effet, dans un premier temps, le journal va permettre de faire un point sur ses bonnes ou mauvaises habitudes, dans l'idée de conserver les premières et de modifier petit à petit les secondes. Puis, il va vous permettre de constater les changements au fur et à mesure de votre rééquilibrage, et d'ajuster votre nouveau régime en fonction de vos objectifs et de vos envies.

2 LE CONTENU DE MON JOURNAL

Notez jour après jour le contenu de vos repas et plus généralement tout ce que vous consommez. Il est important de tout noter, du moindre verre d'eau au grignotage de fin d'après-midi, en passant par le menu du midi et la composition de votre dîner. Notez également vos envies et vos craquages sans culpabiliser. Les relire par la suite va être un moyen de vous rendre compte de vos progrès semaine après semaine, en réajustant le tir !

3 JE LE TIENS AVEC RIGUEUR

Le journal de bord est là pour vous aider à constater vos modifications d'alimentation d'une semaine à l'autre, ce qui peut être très motivant ! Il est donc important de le tenir avec rigueur et précision. Si vous avez le temps, n'hésitez pas à le remplir heure après heure. Vous pouvez aussi décider de prendre un petit temps chaque soir, pour faire le bilan de la journée passée (au risque cependant d'oublier parfois certains éléments).

4 JE CONTEXTUALISE

En plus de noter précisément tout ce que vous consommez, il est très important de donner à chaque fois les heures et la durée des repas. Précisez également le contexte de ce repas : étiez-vous seul ou accompagné ? Où avez-vous mangé ? Étiez-vous pressé par le temps, stressé, ou au contraire détendu ? Ces informations vont être importante pour analyser ensuite vos habitudes dans telle ou telle situation.

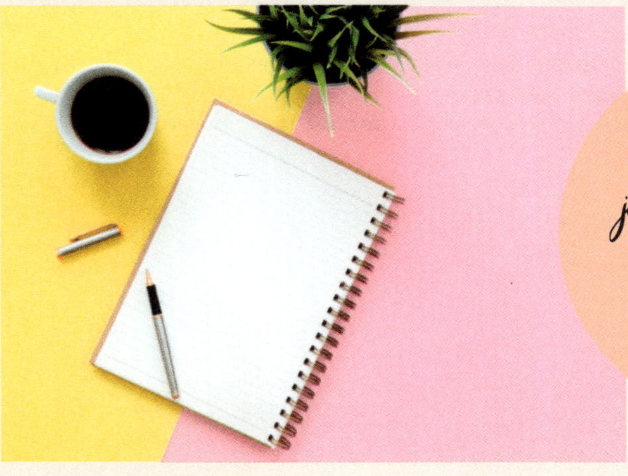

Choisissez un joli carnet pour avoir envie d'y écrire !

SEMAINE 2

Pour la semaine 2, orientez-vous vers **plus de recettes très light pour le soir et moins de craquages à midi**. Essayez également de réduire les repas plaisir à deux en tout. Si vous consommez de l'alcool, tentez de réduire également votre consommation et optez toujours pour les alcools les moins caloriques (vin, champagne, cidre).

Je m'autorise

- **2 repas plaisir :** mangez ce que vous souhaitez.
- **2 verres d'alcool** (mais choisissez si possible des alcools faibles en calories tels que le vin ou le champagne).
- **2 petits déjeuners un peu plus caloriques** que le petit déjeuner type (idéalement le week-end).

7 petits déjeuners

Organisez vos petits déjeuners comme indiqué en page 44. Pour les 2 petits déjeuners un peu plus consistants, agrémentez un petit déjeuner normal d'une recette sucrée du livre (pancakes, smoothie bowl, bowl cake, muffin au chocolat, etc.) et remplacez éventuellement le fruit par un jus d'oranges pressées.

7 déjeuners

Organisez vos déjeuners comme indiqué en page 44, ou piochez dans les recettes de ce livre :

- **5 recettes complètes mais légères salées** (pages 70 à 109)
- **1 craquage sain salé** (pages 110 à 129)
- **1 recette toute light** (pages 54 à 69)

Complétez le plat d'un dessert : portion de fruit, produit laitier ou recette sucrée du livre. Si vous déjeunez en extérieur à cause de votre travail, rendez-vous en page 132 pour découvrir des conseils pour réussir à manger équilibré.

7 dîners

Organisez vos dîners comme indiqué en page 44, ou piochez dans les recettes de ce livre :

- **3 recettes complètes mais légères salées** (pages 70 à 109)
- **4 recettes toutes light salées** (pages 54 à 69)

Complétez le plat d'un dessert : portion de fruit ou produit laitier.

Cette semaine, je fais le plein d'eaux infusées ! (recettes p. 27)

MON BILAN HEBDOMADAIRE

Rien de tel pour rester motivé que de constater ses efforts et ses réussites semaine après semaine ! Photocopiez cette page et remplissez-la à chaque début de semaine et à chaque fin, afin de pouvoir réellement prendre conscience de votre évolution !

DATE DE DÉBUT : ....

MON POIDS : ....

MES EFFORTS ALIMENTAIRES DE LA SEMAINE : ....

MES ÉCARTS ALIMENTAIRES DE LA SEMAINE : ....

MES ACTIVITÉS PHYSIQUES DE LA SEMAINE : ....

LES DIFFICULTÉS QUE J'AI RENCONTRÉES : ....

DATE DE FIN : ....

MON POIDS : ....

SEMAINE 3

Je m'autorise

- **2 repas plaisir :** mangez ce que vous souhaitez.
- **1 verre d'alcool** (mais choisissez si possible un alcool faible en calories tel que le vin ou le champagne).
- **1 petit déjeuner un peu plus calorique** que le petit déjeuner type (idéalement le week-end).

7 petits déjeuners

Organisez vos petits déjeuners comme indiqué en page 44. Pour le petit déjeuner un peu plus consistant, agrémentez un petit déjeuner normal d'une recette sucrée du livre (pancakes, smoothie bowl, bowl cake, muffin au chocolat, etc.) et remplacez éventuellement le fruit par un jus d'oranges pressées.

7 déjeuners

Organisez vos déjeuners comme indiqué en page 44, ou piochez dans les recettes de ce livre :

- **4 recettes complètes mais légères salées** (pages 70 à 169)
- **1 craquage sain salé** (pages 110 à 129)
- **2 recettes toutes light** (pages 54 à 69)

Complétez le plat d'un dessert : portion de fruit, produit laitier ou recette sucrée du livre. Si vous déjeunez en extérieur à cause de votre travail, rendez-vous en page 132 pour découvrir des conseils pour réussir à manger équilibré.

7 dîners

Organisez vos dîners comme indiqué en page 44, ou piochez dans les recettes de ce livre :

- **1 recette complète mais légère salée** (pages 70 à 109)
- **6 recettes toutes light salées** (pages 54 à 69)

Complétez le plat d'un dessert : portion de fruit ou produit laitier.

CETTE SEMAINE, JE CHOISIS ENTRE :

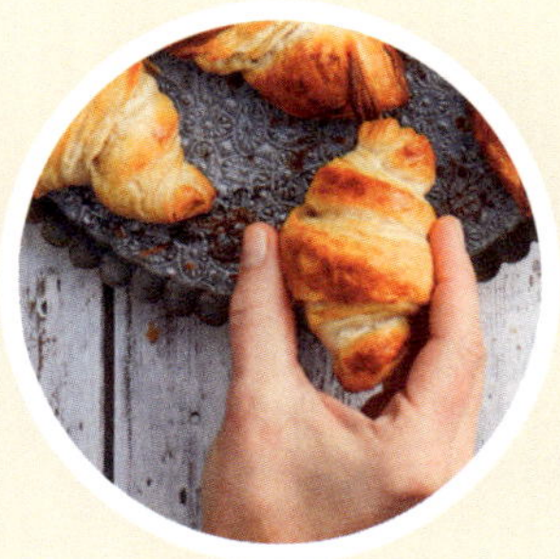

Un croissant
OU
deux tartines
beurre-confiture

DANS LE CAS D'UN PETIT-DÉJEUNER PLUS CALORIQUE

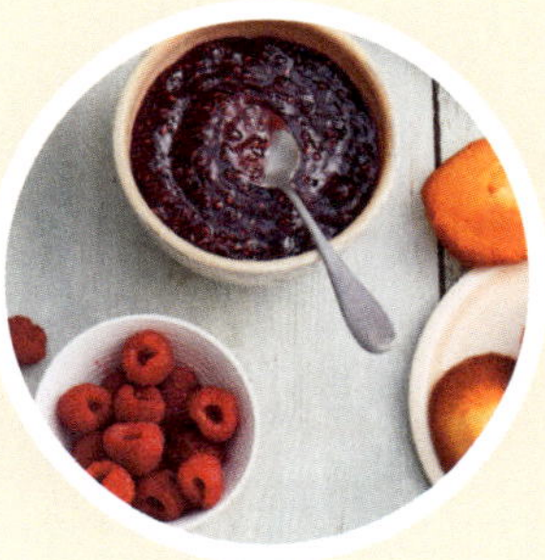

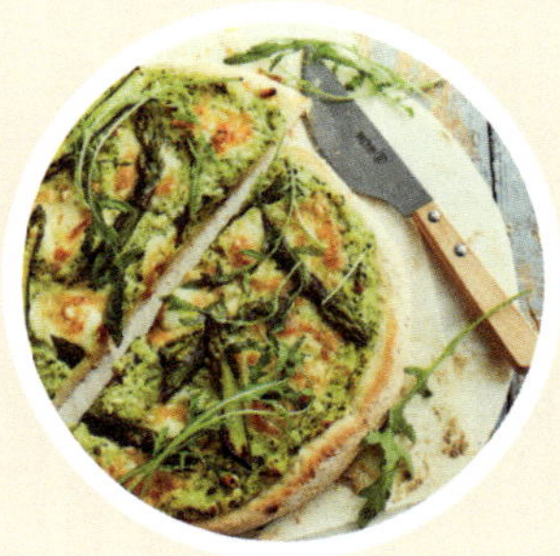

Une pizza
OU
des moules-frites

DANS LE CAS D'UN REPAS PLAISIR

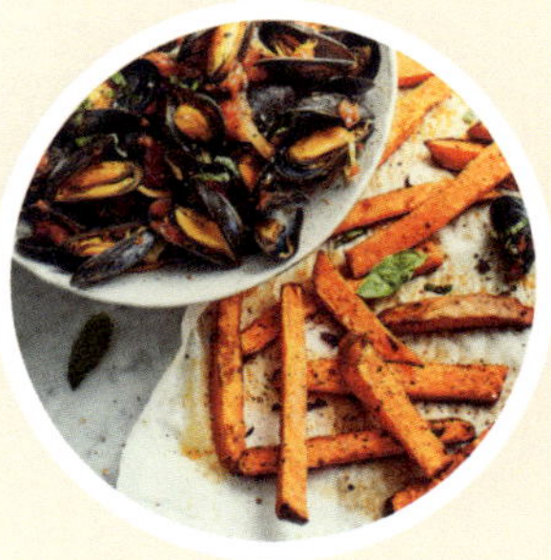

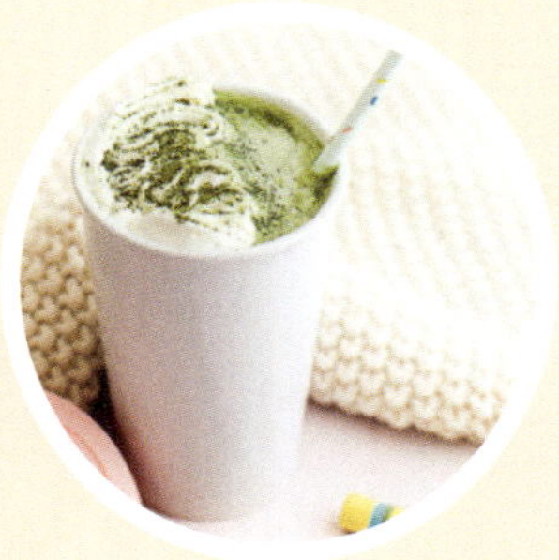

Un matcha latte sans
sucres ajoutés
OU
une petite salade
de fruits

DANS LE CAS D'UN GOÛTER GOURMAND

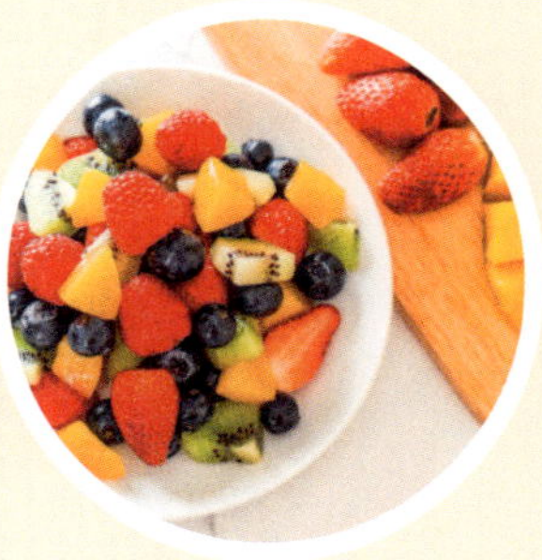

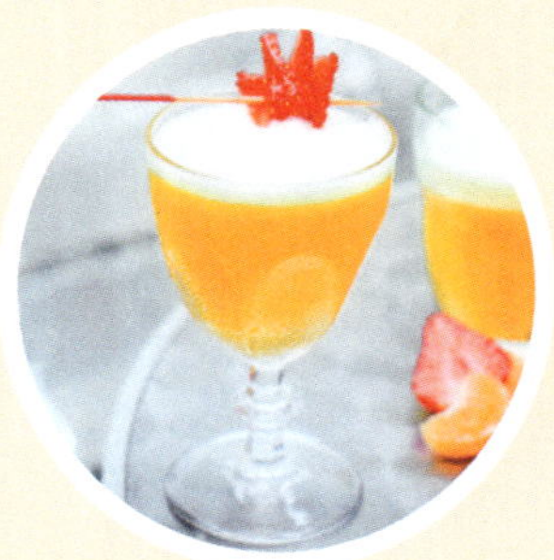

Un cocktail
OU
un dessert au chocolat

DANS LE CAS D'UNE SOIRÉE À L'EXTÉRIEUR

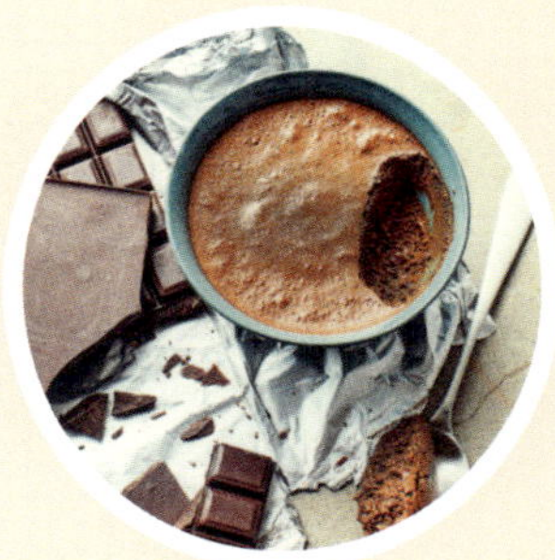

SEMAINE 4

Pour la semaine 4, essayez-vous à ce qui va devenir votre nouveau type de régime alimentaire (vous pourrez bien sûr vous autoriser un peu plus d'écarts d'une semaine sur l'autre, mais l'idée est de se rapprocher au maximum de ce planning alimentaire). C'est également le moment de faire un point en consultant votre bilan de chaque semaine ainsi que votre journal alimentaire. Quelles sont vos conclusions ? Avez-vous réussi à atteindre vos objectifs ? Si ce n'est pas le cas, pour quelles raisons ? Comment y arriver à partir de maintenant ?

Je m'autorise

- **1 repas plaisir :** mangez ce que vous souhaitez.
- **1 verre d'alcool** (mais choisissez si possible des alcools faibles en calories tels que le vin ou le champagne).
- **1 petit déjeuner un peu plus calorique** que le petit déjeuner type (idéalement le week-end).

7 petits déjeuners

Organisez vos petits déjeuners comme indiqué en page 44. Pour le petit déjeuner un peu plus consistant, agrémentez un petit déjeuner normal d'une recette sucrée du livre (pancakes, smoothie bowl, bowl cake, muffin au chocolat, etc.) et remplacez éventuellement le fruit par un jus d'oranges pressées.

7 déjeuners

Organisez vos déjeuners comme indiqué en page 44, ou piochez dans les recettes de ce livre :

- **4 recettes complètes mais légères salées** (pages 70 à 109)
- **1 craquage sain salé** (pages 110 à 129)
- **2 recettes toutes light** (pages 54 à 69)

Complétez le plat d'un dessert : portion de fruit, produit laitier ou recette sucrée du livre. Si vous déjeunez en extérieur à cause de votre travail, rendez-vous en page 134 pour découvrir des conseils pour réussir à manger équilibré.

7 dîners

Organisez vos dîners comme indiqué en page 44, ou piochez dans les recettes de ce livre :

- **2 recettes complètes mais légères salées** (pages 70 à 109)
- **5 recettes toutes light salées** (pages 54 à 69)

Complétez le plat d'un dessert : portion de fruit ou produit laitier.

LES OBJECTIFS DE MA SEMAINE

Je mange des légumes verts au moins un repas sur deux !

Je ne prends plus l'ascenseur !

LES OBJECTIFS QUE J'AI RÉUSSI À ATTEINDRE

Gaspacho TOMATES, PASTÈQUE ET MENTHE

Pour 1 personne

PRÉPARATION : 10 min
RÉFRIGÉRATION : 1 h

› *200 g de tomates*
› *150 g de pastèque*
› *1 petite poignée de menthe*
› *1 c. à soupe d'huile d'olive*

Incisez la peau des tomates en forme de croix. Plongez-les 10 secondes dans une casserole d'eau bouillante, puis déposez-les dans un grand bol d'eau très froide pour stopper la cuisson. Pelez-les, puis coupez-les en morceaux.

Coupez la pastèque en morceaux en enlevant le maximum de pépins. Effeuillez la menthe.

Mixez tous les ingrédients (réservez quelques feuilles de menthe) jusqu'à obtenir une texture fluide et homogène. Placez 1 h au frais et dégustez bien froid parsemé de menthe réservée.

Pour une texture encore plus fluide, passez le gaspacho au tamis avant de le réfrigérer.

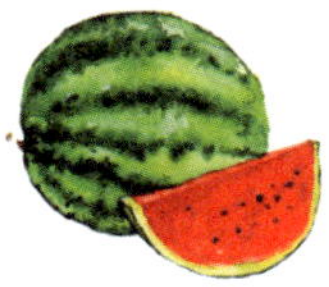

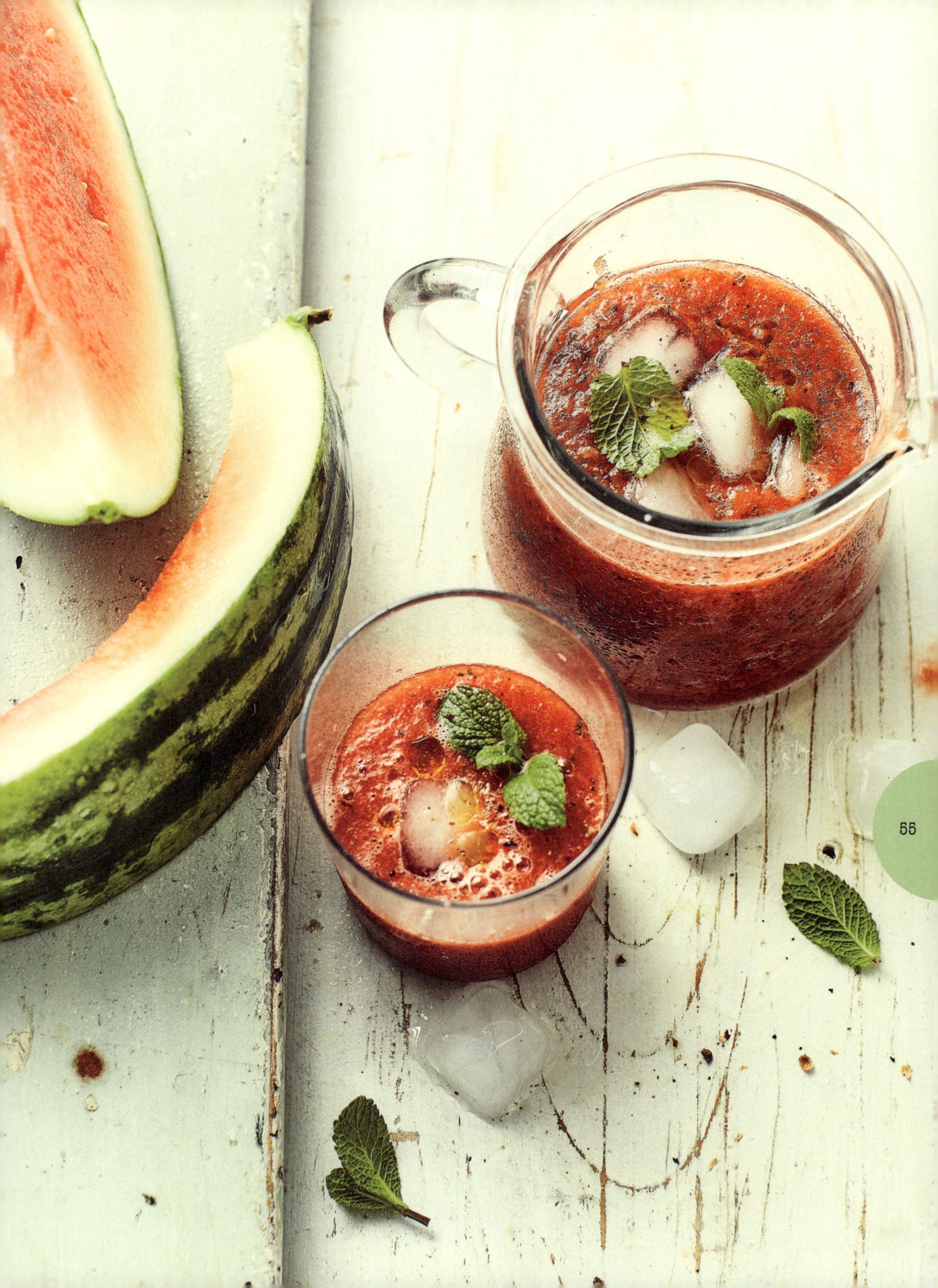

Taboulé de CHOU-FLEUR

Pour 1 personne

PRÉPARATION : 15 min

- *150 g de chou-fleur*
- *½ citron*
- *½ concombre*
- *10 tomates cerises*
- *1 petit oignon rouge*
- *1 petite poignée de persil*
- *1 petite poignée de menthe*
- *1 petite poignée d'amandes blanches*
- *½ grenade*
- *1 c. à soupe d'huile végétale (olive, colza, noix, lin…)*

Lavez le chou-fleur, séparez-le en petits bouquets et mixez-les dans un robot.

Versez le chou-fleur mixé dans un saladier et ajoutez le jus du citron, l'huile, un petit peu de sel et du poivre.

Lavez le concombre et les tomates cerises. Coupez les tomates en deux et le concombre en très petits dés en enlevant les graines. Coupez l'oignon en très fines lamelles. Rincez le persil et la menthe et ciselez-les finement.

Mélangez le chou-fleur avec ces ingrédients et ajoutez les amandes et les graines de grenade. Rectifiez l'assaisonnement si besoin.

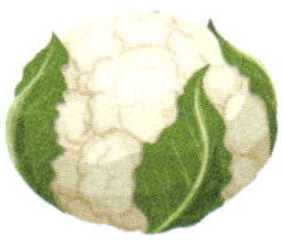

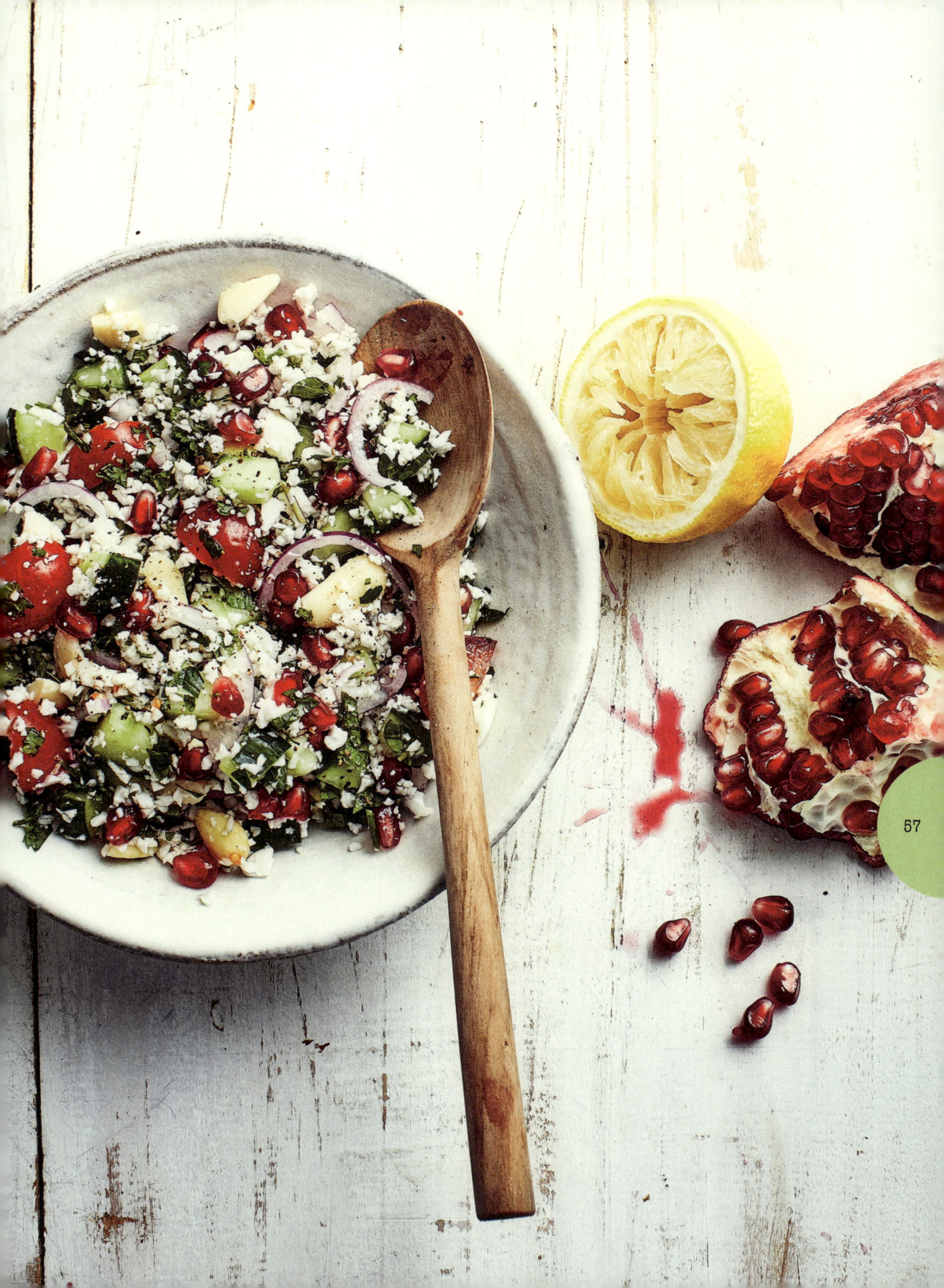

Salade DE QUINOA

Pour 1 personne

PRÉPARATION : 15 min
CUISSON : 12 à 15 min

› *50 g de trio de quinoa (rouge, blanc et noir)*
› *1 filet de poulet cuit*
› *½ avocat*
› *5 tomates cerises*
› *1 petite carotte*
› *½ oignon rouge*
› *1 petite poignée de coriandre*
› *1 petite poignée de menthe*
› *1 petite poignée de roquette*
› *10 g de noisettes*
› *1 citron*
› *1 pincée de sésame noir*
› *Huile d'olive (facultatif)*
› *Sel, poivre*

Faites cuire le quinoa le temps indiqué sur le paquet dans de l'eau bouillante salée. Égouttez et réservez au frais. Coupez le poulet et l'avocat en tranches.

Lavez les tomates cerises et la carotte. Pelez la carotte et coupez-la très finement dans la longueur à l'aide d'une mandoline ou d'un Économe pour en faire de grosses tagliatelles (1 mm d'épaisseur). Coupez les tomates cerises en deux. Émincez l'oignon en fines lamelles.

Mélangez le quinoa refroidi avec l'oignon, la coriandre et la menthe hachées, la roquette, les noisettes concassées et le jus du citron. Salez, poivrez.

Déposez dans un bol le mélange de quinoa aux herbes et ajoutez par-dessus le poulet, l'avocat, les tomates et la carotte. Saupoudrez de sésame.

Arrosez d'un filet d'huile pour humidifier la salade.

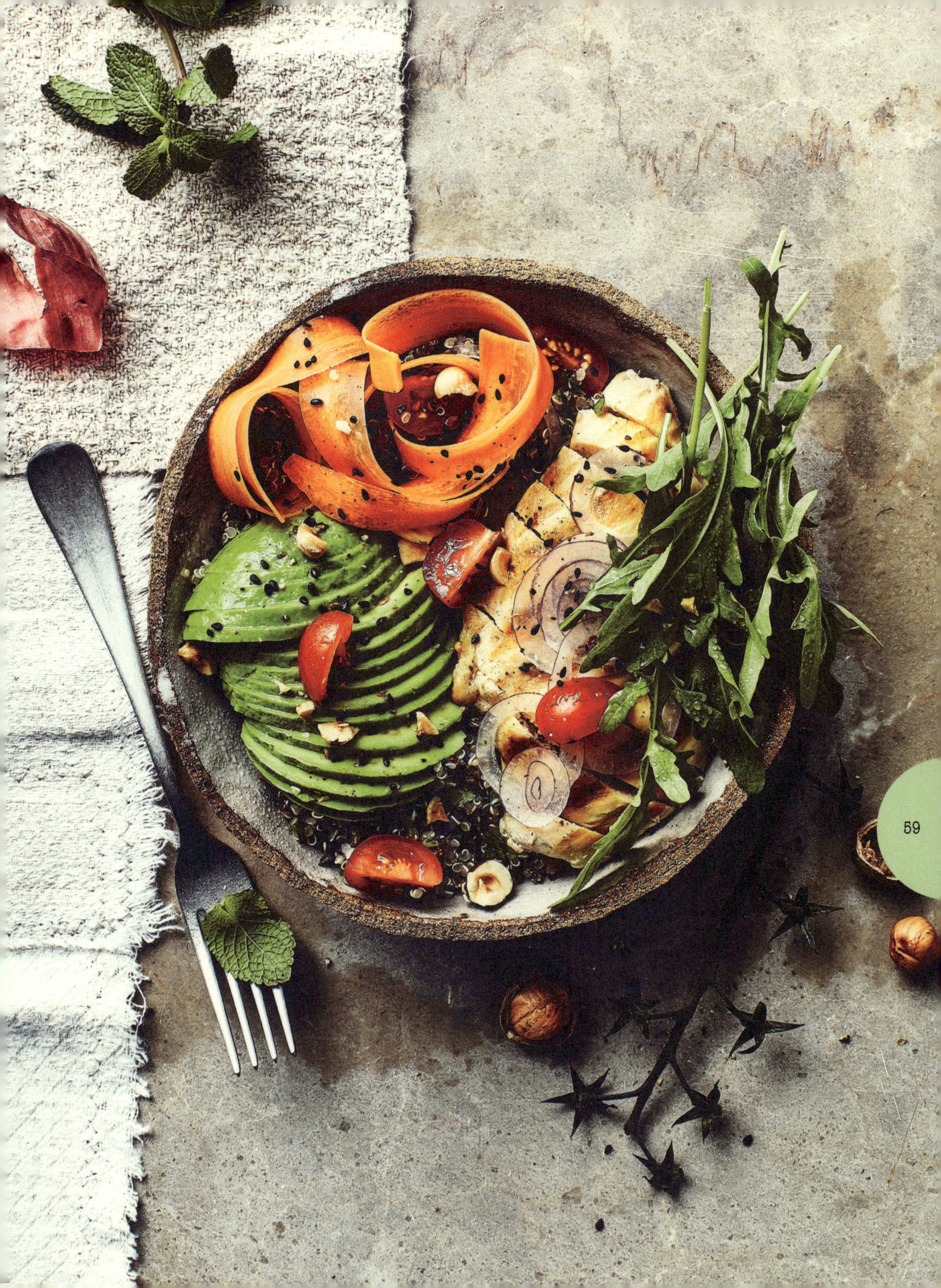

Flan DE COURGETTES À LA MENTHE ET SA SAUCE TOMATE

Pour 4 personnes

PRÉPARATION : 30 min
CUISSON : 1 h 10

- *800 g de courgettes*
- *1 petite poignée de menthe*
- *1 oignon*
- *4 œufs*
- *20 cl de crème liquide (4 % de MG)*
- *1 poignée de basilic*
- *1 c. à soupe d'huile de colza*
- *beurre pour le moule*
- *Sel, poivre*

Pour la sauce tomate

- *450 g de tomates pelées en boîte (sans sucres ajoutés)*
- *1 oignon*
- *1 gousse d'ail*
- *huile d'olive ou de colza*
- *Herbes de Provence (facultatif)*

Préparez la sauce tomate. Dans une casserole à feu doux, faites revenir l'oignon et l'ail finement hachés dans un filet d'huile. Ajoutez les tomates pelées entières et éventuellement des herbes de Provence. Salez, poivrez. Faites cuire 30 min à feu doux, en remuant régulièrement.

Pendant ce temps, lavez et pelez les courgettes, puis coupez-les en petits dés. Émincez finement l'oignon.

Dans une poêle, faites revenir les courgettes et l'oignon avec l'huile 10 à 15 min à feu moyen, en remuant régulièrement. Salez, poivrez.

Préchauffez le four à 180 °C. Dans un bol, cassez les œufs et mélangez-les avec la crème, la menthe ciselée, un peu de sel et de poivre. Incorporez ensuite les courgettes cuites.

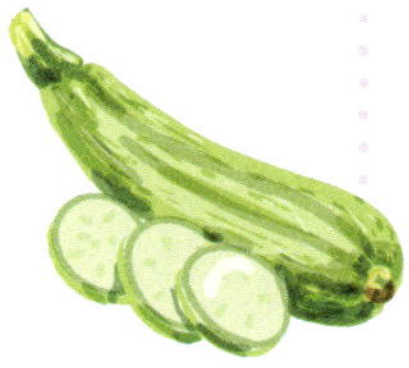

Beurrez le fond d'un moule à cake, puis versez-y la préparation. Enfournez pour 35 à 40 min. Démoulez le flan refroidi et dégustez-le accompagné de la sauce tomate.

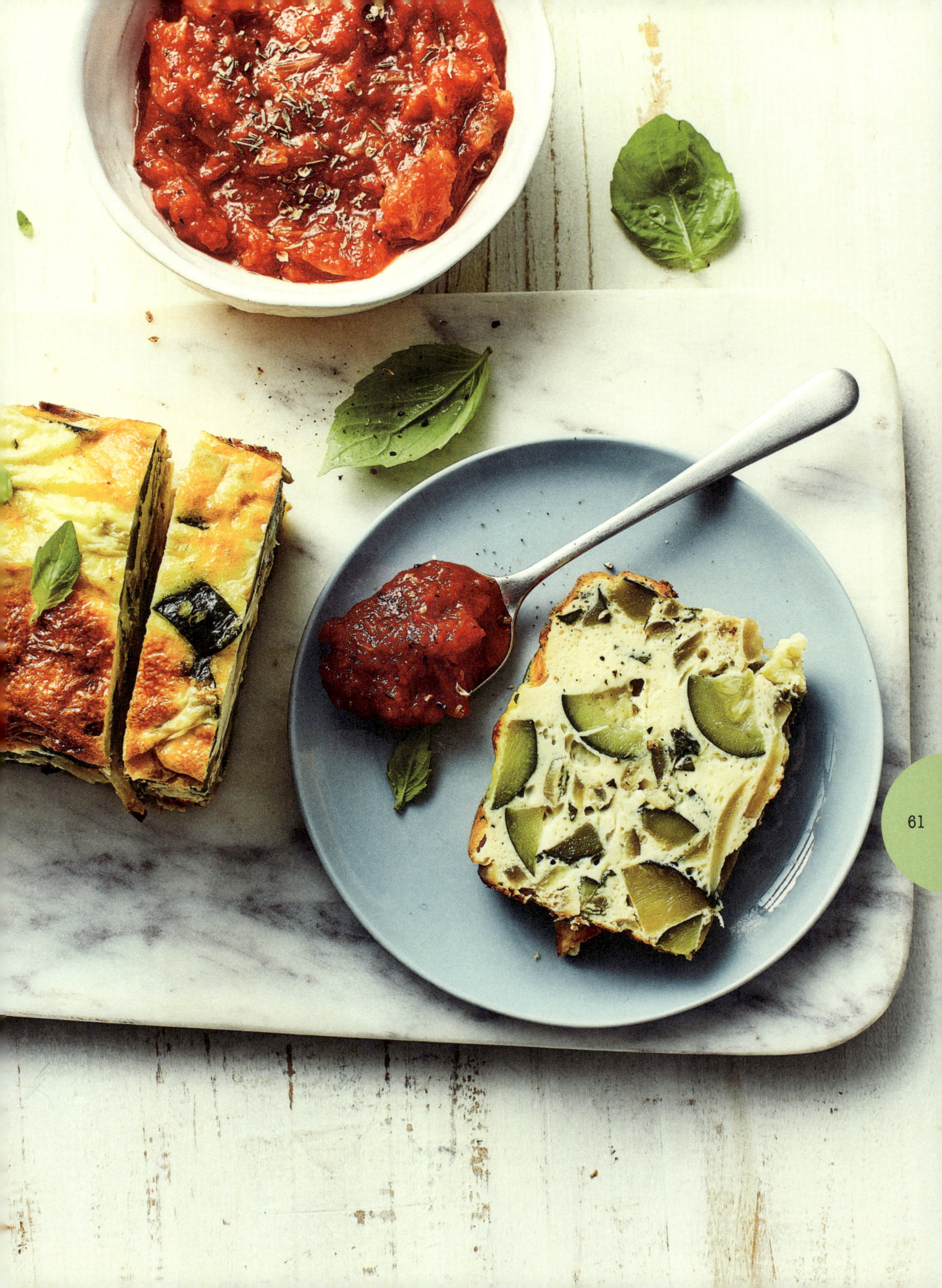

Risotto DE QUINOA AU CURRY ET COURGETTE

Pour 1 personne

PRÉPARATION : 15 min
CUISSON : 25 min

› *50 g de quinoa*
› *1,5 c. à café de curry*
› *1 grosse courgette*
› *1 petit oignon frais*
› *Huile de colza*

Hachez l'oignon et faites-le revenir 3 min dans une sauteuse avec un filet d'huile.

Pendant ce temps, rincez et coupez la courgette en petits dés.

Ajoutez la courgette dans la sauteuse et faites-la revenir 5 min à feu moyen, jusqu'à ce qu'elle devienne tendre.

Rincez le quinoa et ajoutez-le avec 10 cl d'eau et le curry.

Faites cuire 15 à 20 min en remuant régulièrement (si cela accroche, rajoutez un peu d'eau). Dégustez.

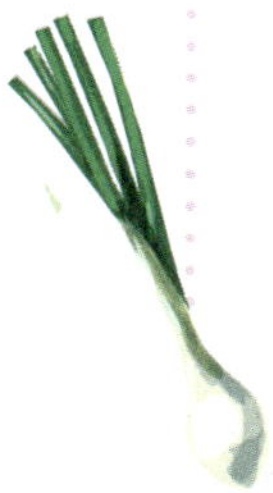

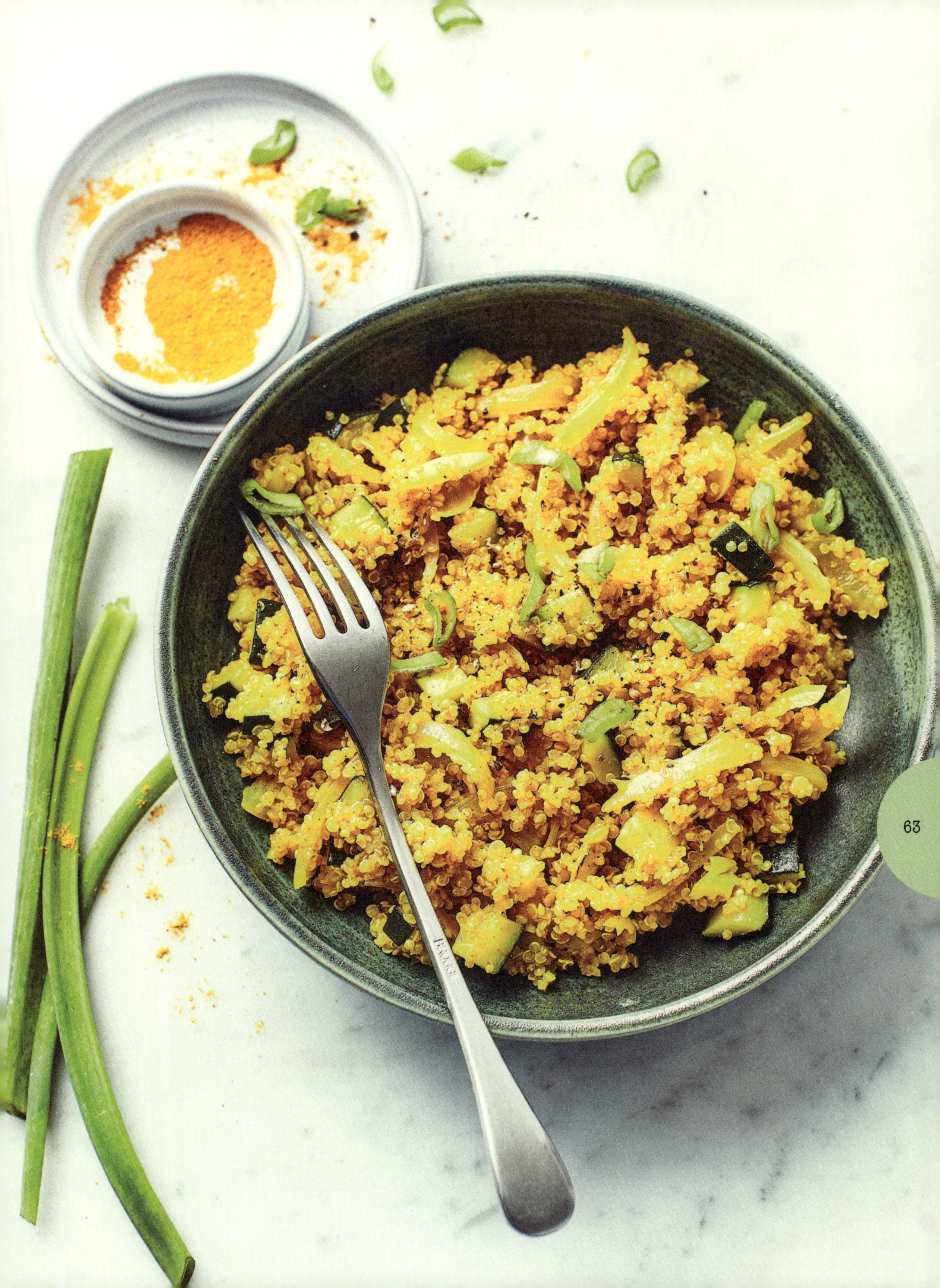

Tajine DE LÉGUMES

Pour 2 personne

PRÉPARATION : 15 min
CUISSON : 45 min

- *1 courgette*
- *1 carotte*
- *½ poivron rouge*
- *½ petit poivron vert*
- *½ petit poivron jaune*
- *½ petit oignon*
- *150 g de tomates concassées en boîte (sans sucres ajoutés)*
- *50 g de mélange de quinoa rouge et blanc*
- *1 c. à café de paprika*
- *1 c. à café de ras el-hanout*
- *1 c. à café de curcuma*
- *1 petite poignée de coriandre*
- *1 c. à soupe d'huile de colza*

Lavez et épluchez la courgette et la carotte. Coupez-les en bâtonnets. Épépinez et coupez les poivrons en lanières.

Émincez l'oignon et faites-le cuire 2 min dans une cocotte à feu doux avec l'huile. Ajoutez les légumes en morceaux et les tomates concassées, salez, poivrez et faites cuire à feu doux.

Ajoutez les épices, versez 1 cm de fond d'eau et remuez. Couvrez et laissez mijoter 40 min à feu très doux, jusqu'à ce que les légumes soient fondants et que l'eau se soit évaporée.

Pendant ce temps, faites cuire le quinoa le temps indiqué sur le paquet. Égouttez et réservez au chaud.

Dégustez le tajine parsemé de coriandre et accompagné de quinoa.

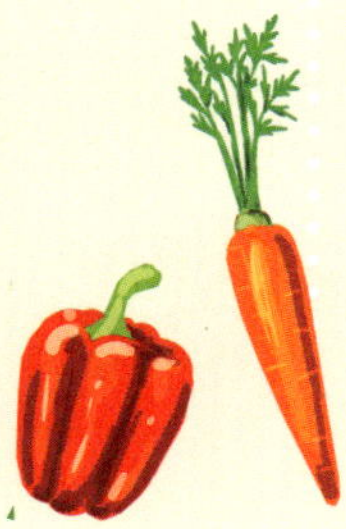

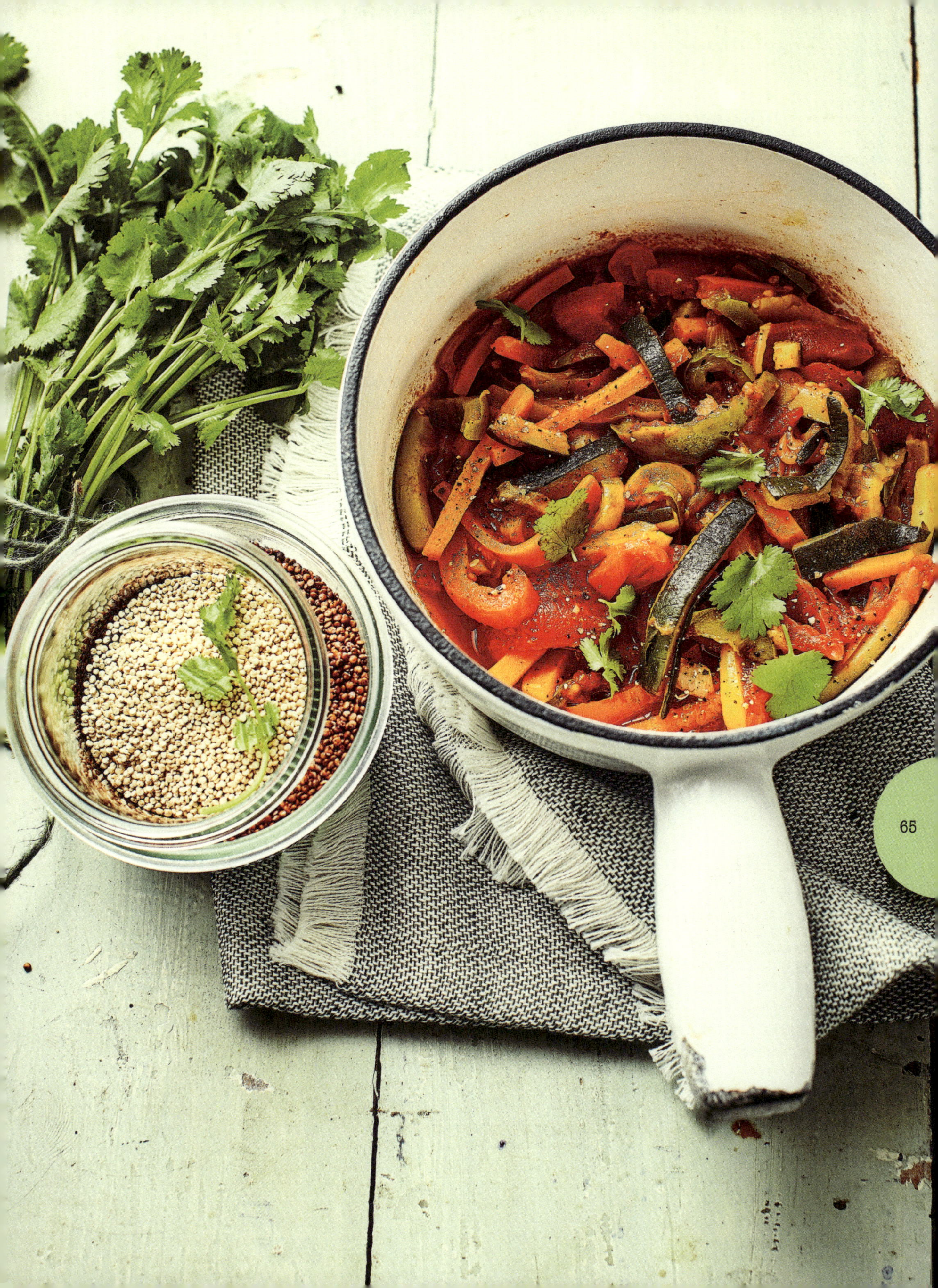

Bowl cake
AUX PÉPITES DE CHOCOLAT

Pour 1 personne

PRÉPARATION : 5 min
CUISSON : 2 min

- *1 c. à soupe de pépites de chocolat noir*
- *40 g de flocons d'avoine*
- *3 c. à soupe de lait (vache, amande, avoine...)*
- *1 œuf*
- *1 c. à café de levure chimique*
- *1 c. à café de miel*

Dans un bol, mélangez les flocons d'avoine et le lait.

Incorporez l'œuf, la levure, le miel et les pépites de chocolat et mélangez jusqu'à obtenir une pâte homogène.

Placez le bol au micro-ondes et faites chauffer 2 min.

Démoulez le bowl cake dans une assiette si vous le souhaitez avant de déguster.

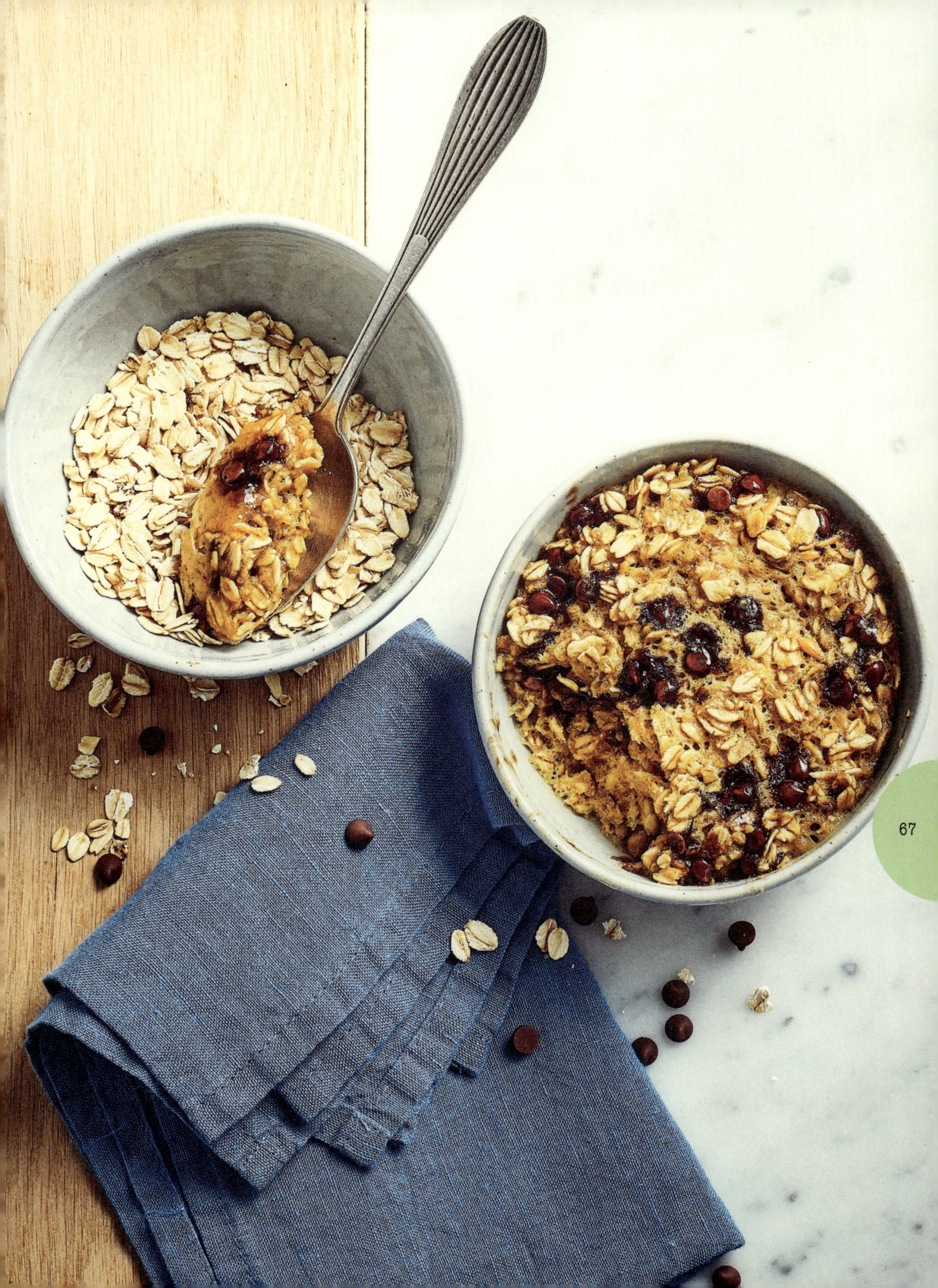

Smoothie bowl
FRUITS ET CÉRÉALES

SMOOTHIE BOWL « RED FRUITS »

Pour 1 personne

PRÉPARATION : 10 min

Pour le smoothie
- *1 yaourt nature (125 g) ou 100 g de fromage blanc*
- *50 g de fraises fraîches ou surgelées*
- *50 g de framboises fraîches ou surgelées*
- *50 g de mûres fraîches ou surgelées*

Pour le topping
- *Quelques fruits rouges*
- *1 poignée de noix de coco râpée*
- *1 c. à soupe de flocons d'avoine, de céréales complètes ou de muesli*

Si vos fruits sont surgelés, décongelez-les quelques heures avant.

Rincez les fruits rouges et mixez-les avec le yaourt ou le fromage blanc. Versez la préparation dans un bol.

Ajoutez sur le dessus des fruits rouges, la noix de coco râpée et les flocons d'avoine pour terminer le smoothie bowl.

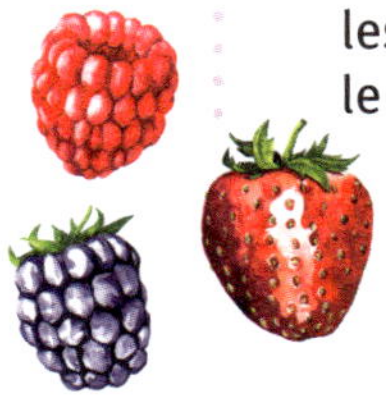

SMOOTHIE « MANGO BOWL »

Pour 1 personne

PRÉPARATION : 10 min

Pour le smoothie
- *1 yaourt nature (125 g) ou 100 g de fromage blanc*
- *150 g de mangue fraîche ou surgelée*

Pour le topping
- *Quelques myrtilles*
- *1 poignée de noix de coco râpée*
- *1 c. à soupe de flocons d'avoine, de céréales complètes ou de muesli*

Si la mangue est surgelée, décongelez-la quelques heures avant. Sinon, pelez-la et coupez-la en dés.

Mixez la mangue (réservez quelques dés) avec le yaourt ou le fromage blanc. Versez la préparation dans un bol.

Ajoutez sur le dessus les dés de mangue réservés, des myrtilles, la noix de coco râpée et les flocons d'avoine ou autre pour terminer le smoothie bowl.

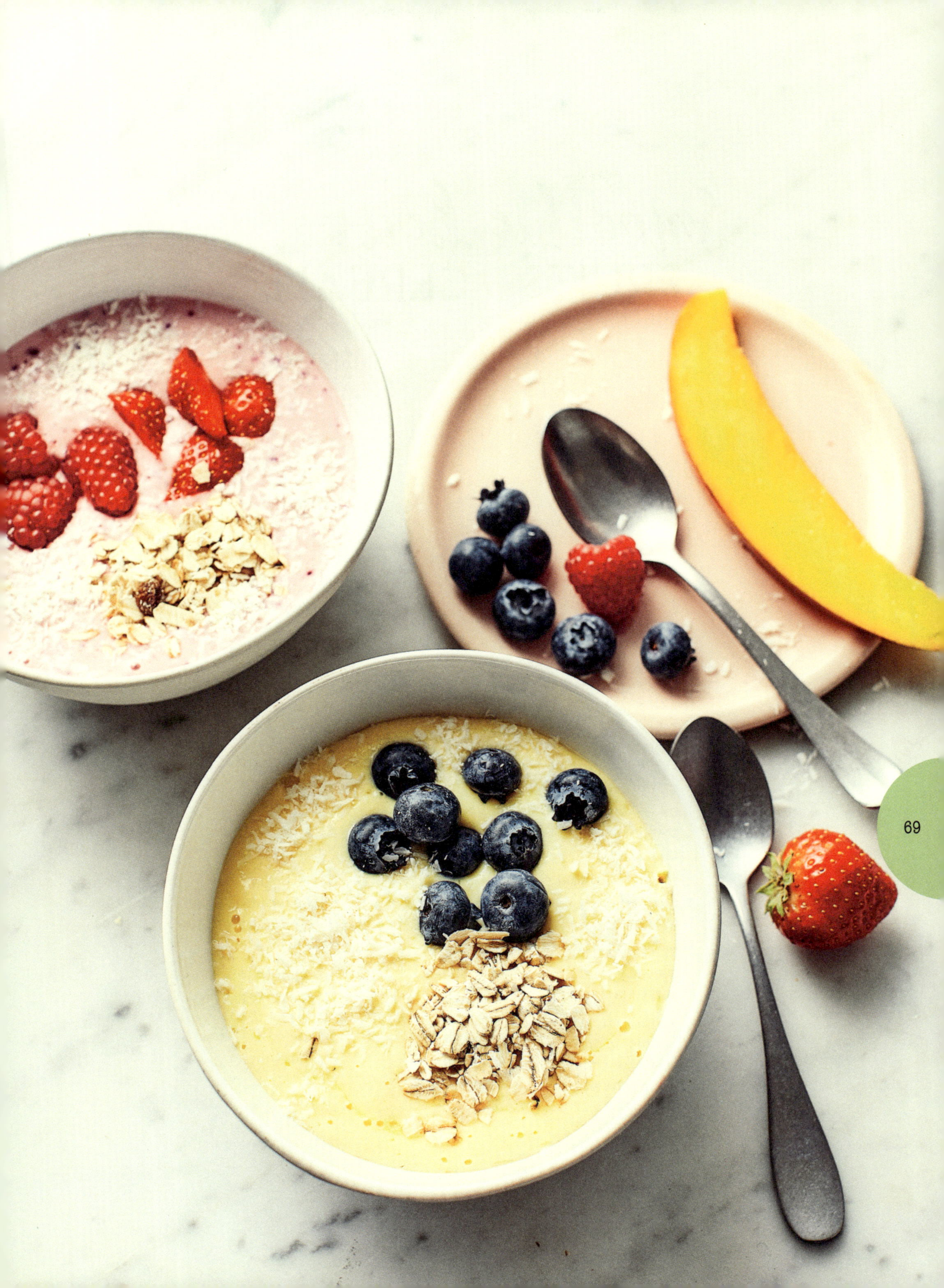

Omelette À LA FETA, AVOCAT ET MÂCHE

Pour 1 personne

PRÉPARATION : 15 min
CUISSON : 4 à 5 min

- *3 œufs (2 entiers + 1 blanc)*
- *30 g de feta*
- *½ avocat*
- *80 g de mâche*
- *10 brins de ciboulette*
- *1 c. à café de vinaigre*
- *1 c. à café de moutarde*
- *Huile végétale (olive, colza, noix, lin...)*

Lavez la ciboulette et ciselez-la. Écrasez la feta avec une fourchette. Dans un bol, battez les œufs et mélangez-les avec la ciboulette et la feta. Salez, poivrez.

Coupez l'avocat en fines tranches. Lavez la mâche. Dans un bol, mélangez 1 pincée de sel et le vinaigre, puis ajoutez la moutarde et 1 c. à soupe d'huile tout en fouettant à la fourchette. Poivrez.

Dans une grande poêle avec un peu d'huile, versez les œufs battus et faites cuire l'omelette 4 ou 5 min, selon que vous la préférez baveuse ou bien cuite, en la retournant 1 min avant la fin de la cuisson.

Glissez l'omelette dans une assiette et déposez sur une moitié les tranches d'avocat et 1 poignée de mâche. Arrosez d'un filet d'huile et poivrez légèrement. Repliez l'omelette. Dégustez-la avec le reste de mâche assaisonnée avec la vinaigrette.

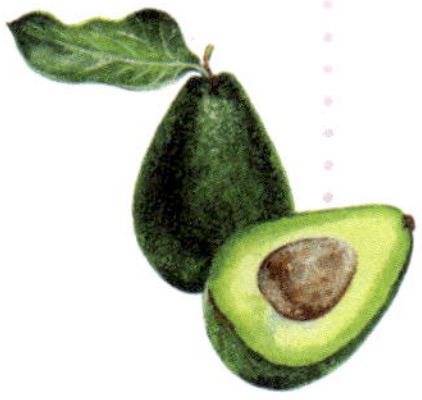

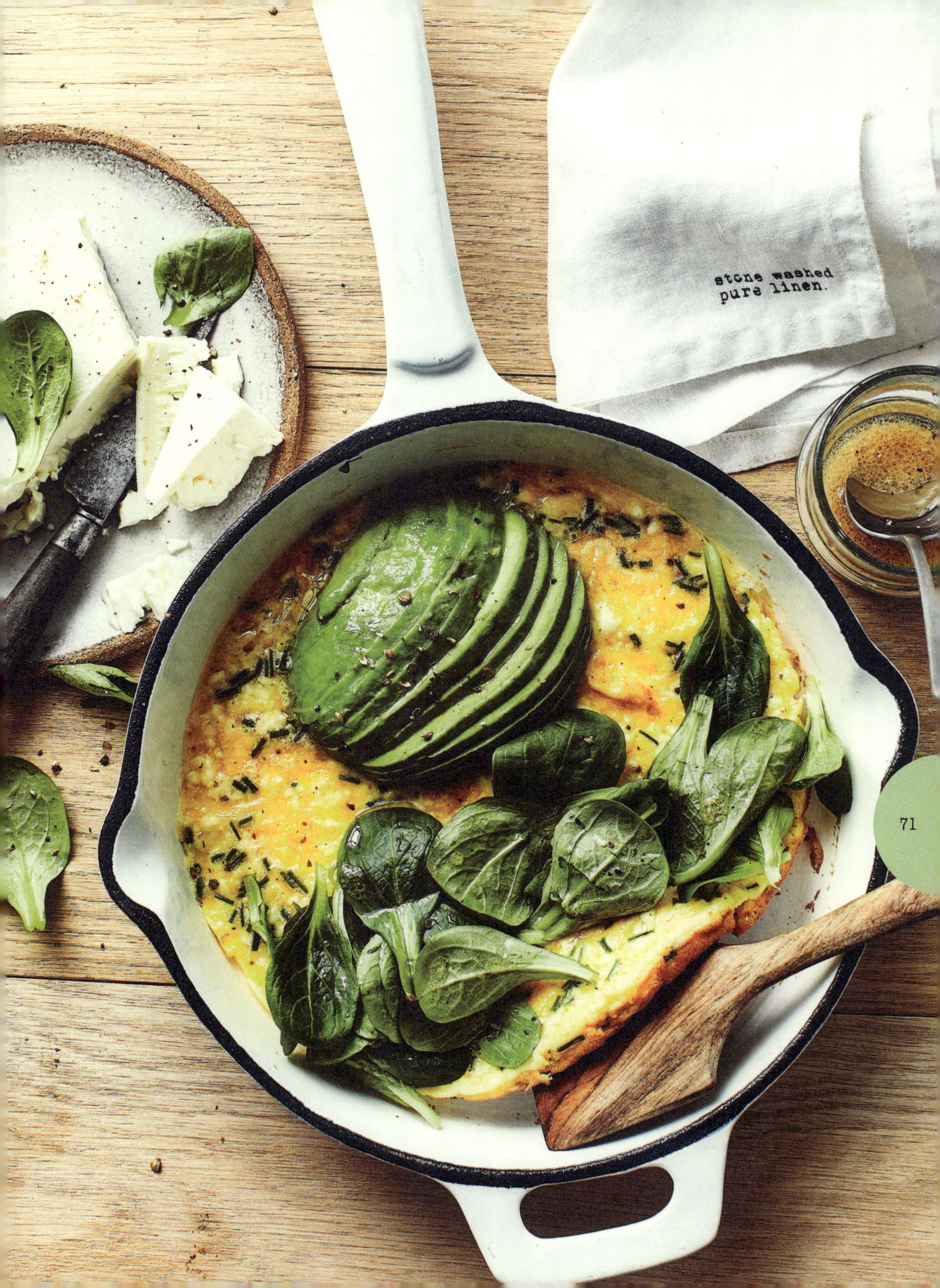
stone washed
pure linen.

Chakchouka TOMATES, POIVRON, ŒUFS ET CORIANDRE

Pour 1 personne

PRÉPARATION : 15 min
CUISSON : 27 min

- *150 g de tomates pelées en boîte (sans sucres ajoutés) ou 2 tomates*
- *100 g de poivron rouge*
- *2 œufs*
- *1 petite poignée de coriandre*
- *1 oignon*
- *1 gousse d'ail*
- *1 c. à café de paprika*
- *1 c. à café de cumin*
- *Huile de colza*
- *Sel, poivre*

Hachez les tomates pelées, le poivron, l'oignon et faites-les revenir dans une grande poêle (en fonte de préférence) à feu moyen avec un filet d'huile.

Ajoutez l'ail émincé, les épices, salez, poivrez et laissez cuire 20 min en remuant régulièrement.

Faites 2 petits trous dans le contenu de la poêle et cassez 1 œuf à l'intérieur de chacun. Laissez cuire encore 6 à 7 min à feu moyen.

Parsemez de coriandre et dégustez chaud.

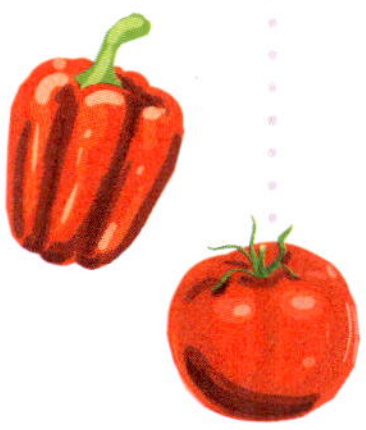

C'est délicieux avec une ou deux tranches de pain complet.

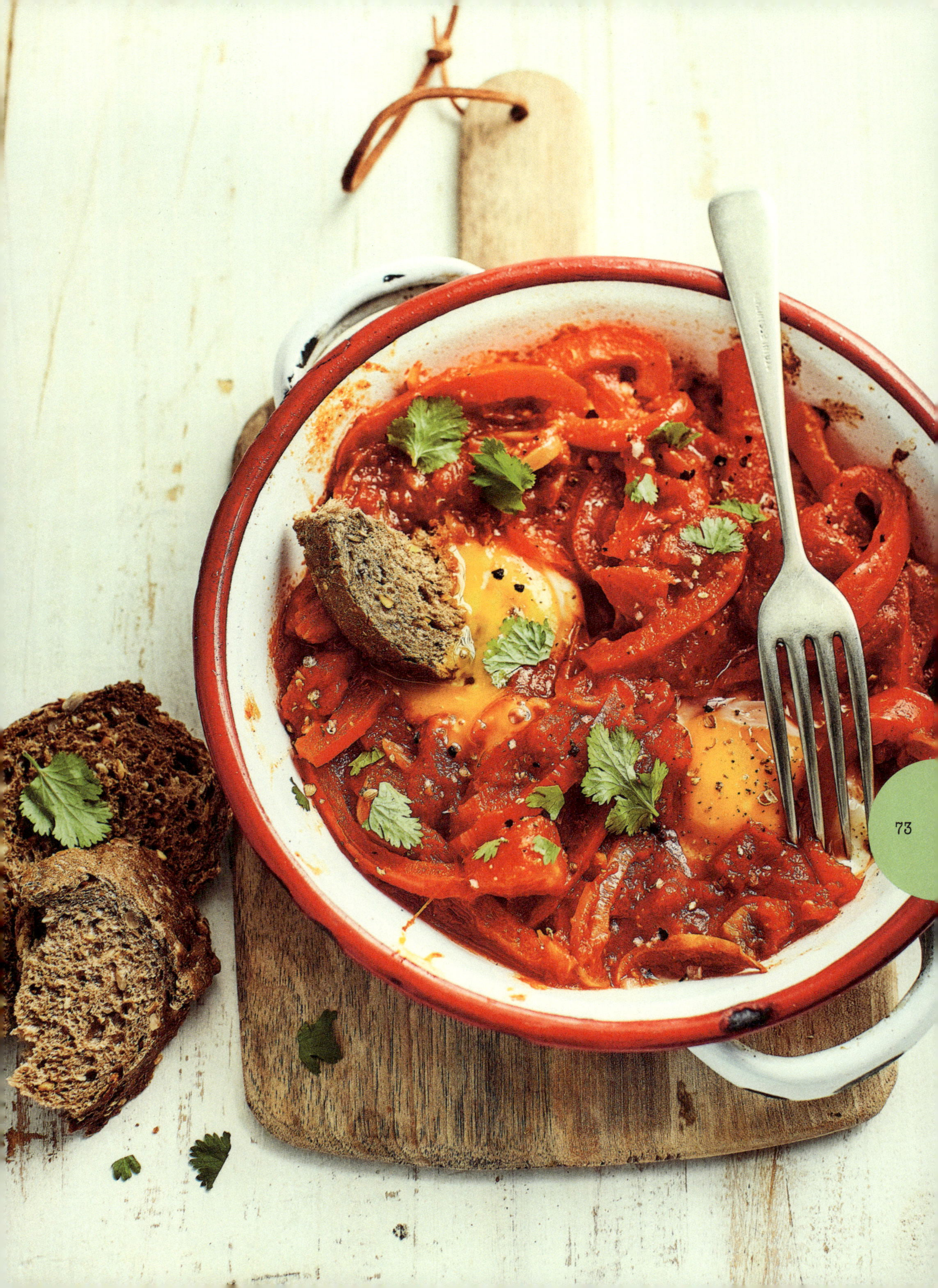

Tarte Tatin de TOMATES CERISES

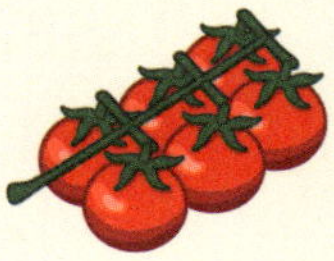

Pour 4 personnes

PRÉPARATION : 25 min
REPOS : 30 min
CUISSON : 17 min

› *600 g de tomates cerises*
› *1 oignon*
› *1 c. à soupe de vinaigre balsamique*
› *Moutarde*
› *1 poignée de basilic*

Pour la pâte
› *200 g de farine complète*
› *1 pincée de sel*
› *100 g de beurre à température ambiante*

Préparez la pâte. Dans un saladier ou à l'aide d'un robot, mélangez la farine et le sel. Ajoutez peu à peu le beurre coupé en morceaux. Émiettez du bout des doigts jusqu'à obtenir un mélange sableux.

Versez doucement 10 cl d'eau, pétrissez et rassemblez la pâte en une boule. Mettez-la dans un bol, filmez-la et laissez-la reposer au frais au moins 30 min.

Étalez la pâte au rouleau à pâtisserie (sortez-la 5 min avant de l'étaler). Préchauffez le four à 180 °C et recouvrez un moule à tarte de papier sulfurisé.

Dans une poêle, faites revenir l'oignon émincé et les tomates cerises 2 min à feu doux avec le vinaigre. Répartissez les tomates cerises et les oignons dans le moule, puis badigeonnez d'une fine couche de moutarde jusqu'à 3 cm des bords.

Placez ensuite la pâte par-dessus en rentrant les bords à l'intérieur du moule. Enfournez pour 15 min. À la sortie du four, renversez la tarte dans un plat, puis démoulez-la délicatement. Dégustez chaud ou tiède parsemé de feuilles de basilic.

Si vous souhaitez donner plus de goût à votre tarte, rajoutez dans la pâte 2 c. à café de piment d'Espelette ou d'herbes de Provence, de cumin, de basilic... Accompagnez d'une salade verte.

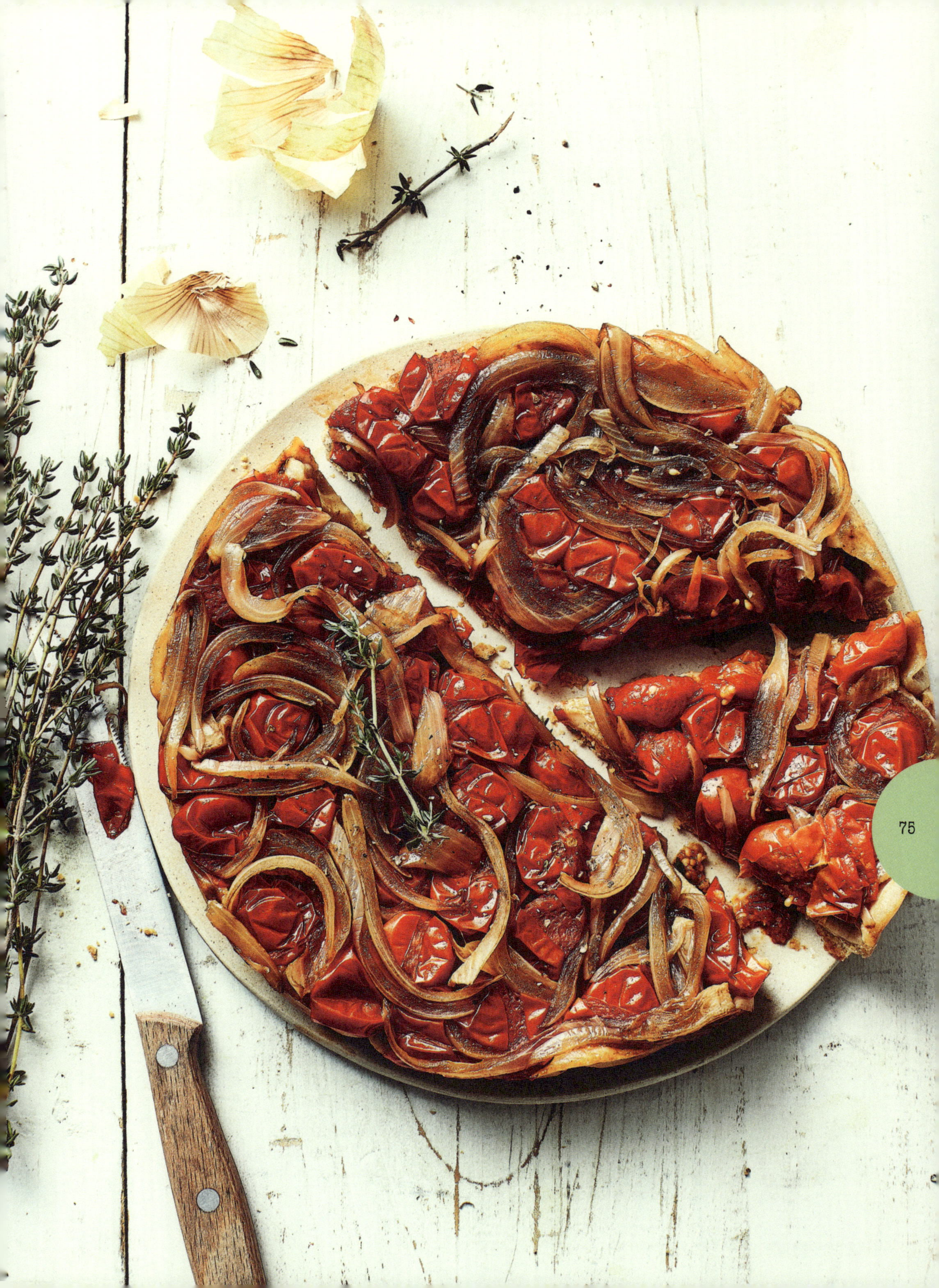

Lasagnes d'AUBERGINES À LA BOLOGNAISE

Pour 1 personne

PRÉPARATION : 30 min
CUISSON : 55 min

- *2 petites aubergines*
- *100 g de bœuf haché (5 % de MG)*
- *200 g de tomates pelées en boîte (sans sucres ajoutés)*
- *1 petit oignon*
- *1 gousse d'ail*
- *1 petite poignée de gruyère râpé (facultatif)*
- *Huile de colza*

Lavez les aubergines et coupez-les en tranches fines de 5 mm dans la longueur. Faites chauffer un filet d'huile dans une poêle et faites-y revenir les tranches 5 min à feu moyen en les retournant à mi-cuisson. Il faut qu'elles soient fondantes.

Hachez finement l'oignon et l'ail, puis faites-les revenir dans une casserole avec un filet d'huile 2 min à feu doux. Ajoutez les tomates pelées et leur jus avec un peu de sel et de poivre, puis faites cuire 10 min en remuant régulièrement. Ajoutez la viande hachée et mélangez-la à la sauce tomate. Laissez mijoter 5 à 6 min de plus à feu moyen en remuant souvent.

Préchauffez le four à 200 °C. Dans un plat allant au four, versez un fond de sauce tomate à la viande, puis ajoutez une couche d'aubergines et recouvrez de sauce tomate, et ainsi de suite jusqu'à épuisement des ingrédients. Parsemez éventuellement de gruyère avant d'enfourner pour 30 min.

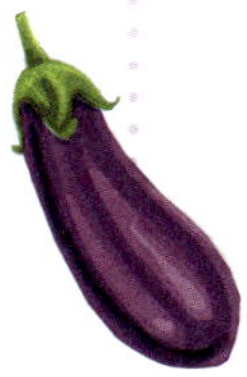

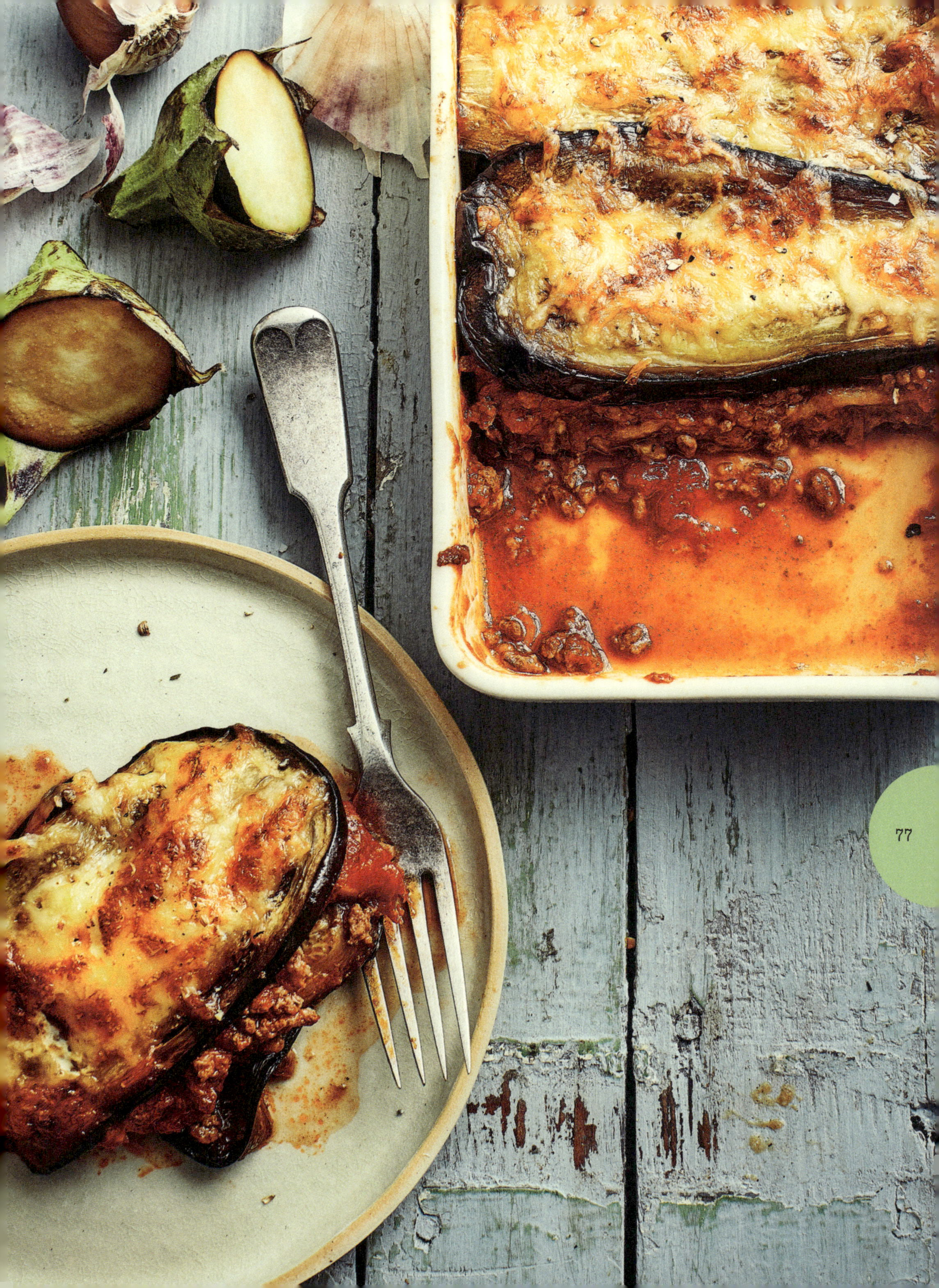

Courgettes FARCIES À L'ANCIENNE

Pour 1 personne

PRÉPARATION : 25 min
CUISSON : 40 min

- *2 courgettes rondes*
- *120 g de porc ou de bœuf haché (5 % de MG pour le bœuf)*
- *1 petit oignon*
- *1 gousse d'ail*
- *1 poignée de basilic*
- *2 c. à soupe de coulis de tomates (sans sucres ajoutés)*
- *10 tomates cerises*
- *Quelques champignons de Paris (à volonté)*
- *70 g de salade verte au choix*
- *Huile de colza*

Préchauffez le four à 200 °C. Émincez finement l'oignon et l'ail. Ciselez le basilic. Lavez les courgettes et coupez leur chapeau. Videz l'intérieur à l'aide d'une cuillère.

Dans une poêle chaude, faites revenir l'oignon, l'ail et la chair des courgettes avec un filet d'huile 3 à 4 min. Ajoutez la viande hachée, le basilic et remuez pendant 5 min, jusqu'à ce que la viande soit cuite. Salez, poivrez.

Déposez les courgettes dans un plat allant au four et remplissez-les de farce. Versez 1 c. à soupe de coulis de tomates sur chaque courgette, refermez-les avec leur chapeau et enfournez pour 30 min. Vérifiez la cuisson avec un couteau : la courgette doit être tendre.

Pendant ce temps, lavez les légumes. Coupez les tomates cerises en deux et émincez les champignons. Mélangez-les avec la salade verte lavée et essorée. Arrosez d'un filet d'huile et dégustez avec les courgettes farcies.

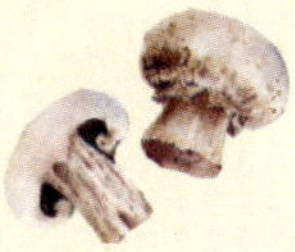

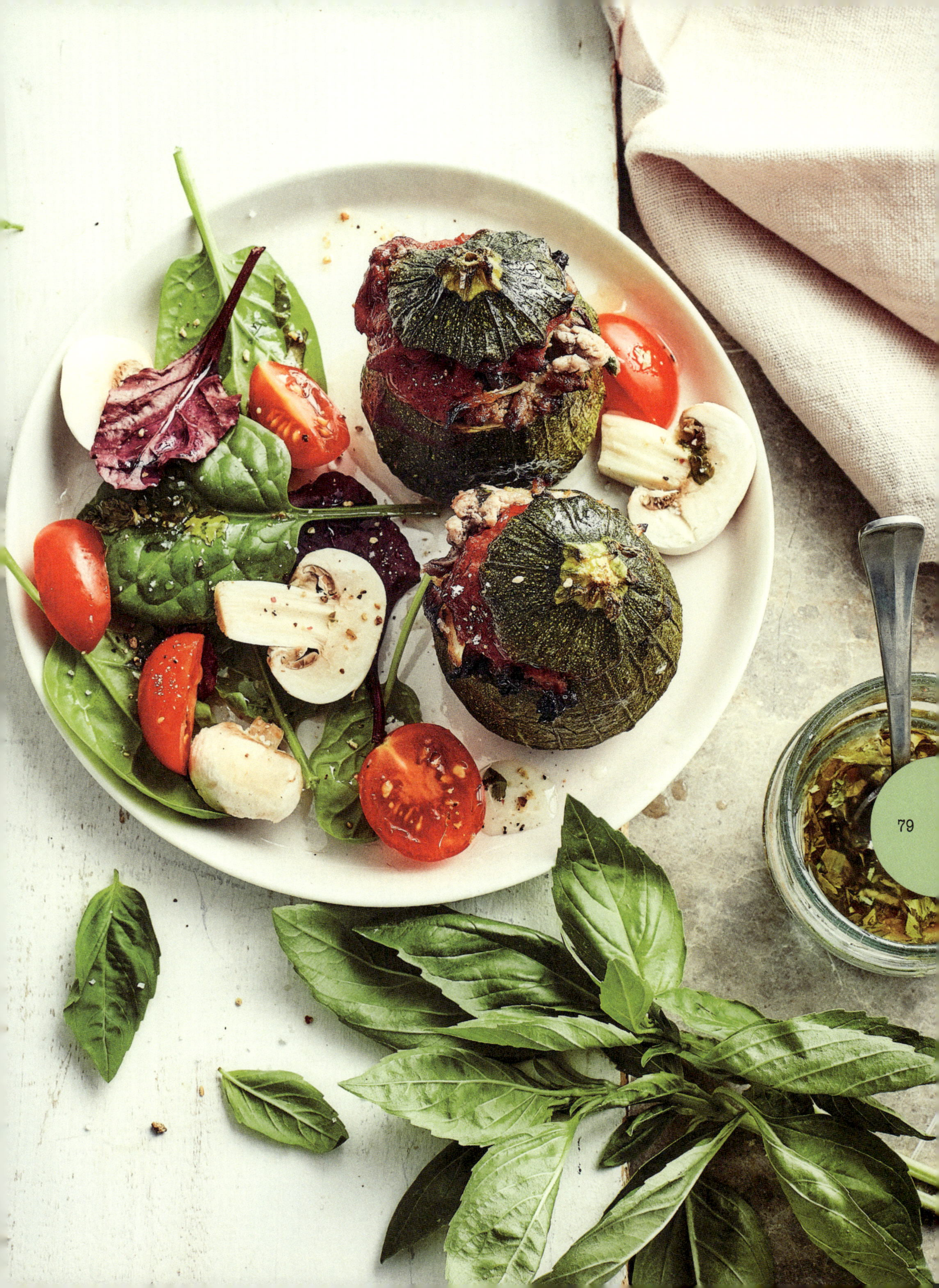

Poulet ÉPICÉ ET BOULGOUR AUX LÉGUMES

Pour 1 personne

PRÉPARATION : 20 min
CUISSON : 20 min

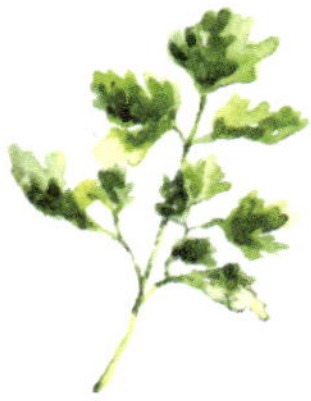

- *1 blanc de poulet*
- *50 g de boulgour*
- *70 g de courgette*
- *50 g de tomate*
- *1 petit oignon*
- *1 petite poignée de coriandre*
- *1 petite poignée de persil*
- *½ c. à café de curry*
- *½ c. à café de paprika*
- *½ c. à café de curcuma*
- *2 c. à soupe de lait de coco*
- *1 petite poignée d'amandes effilées*
- *Huile végétale*
- *Sel, poivre*

Coupez la courgette et la tomate en petits cubes. Émincez finement l'oignon. Ciselez la moitié de la coriandre et tout le persil, puis mélangez les herbes dans un petit bol avec les épices et le lait de coco.

Coupez le poulet en petits morceaux et faites-le colorer à feu doux dans une casserole avec un fond d'eau pour que cela n'accroche pas. Versez ensuite le mélange au lait de coco, remuez bien et laissez cuire 10 min à feu doux.

Faites cuire le boulgour selon les indications du paquet.

Pendant ce temps, faites revenir l'oignon dans un filet d'huile 2 min à feu moyen. Ajoutez les légumes et faites cuire 10 min, jusqu'à ce que la courgette soit tendre. Mélangez les légumes au boulgour égoutté.

Dégustez le poulet avec sa sauce et le boulgour aux légumes, le tout assaisonné et parsemé du reste de coriandre hachée et de quelques amandes effilées.

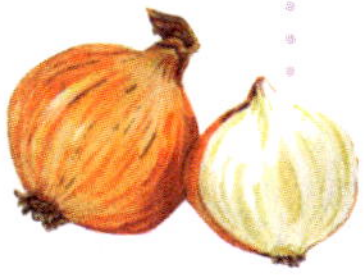

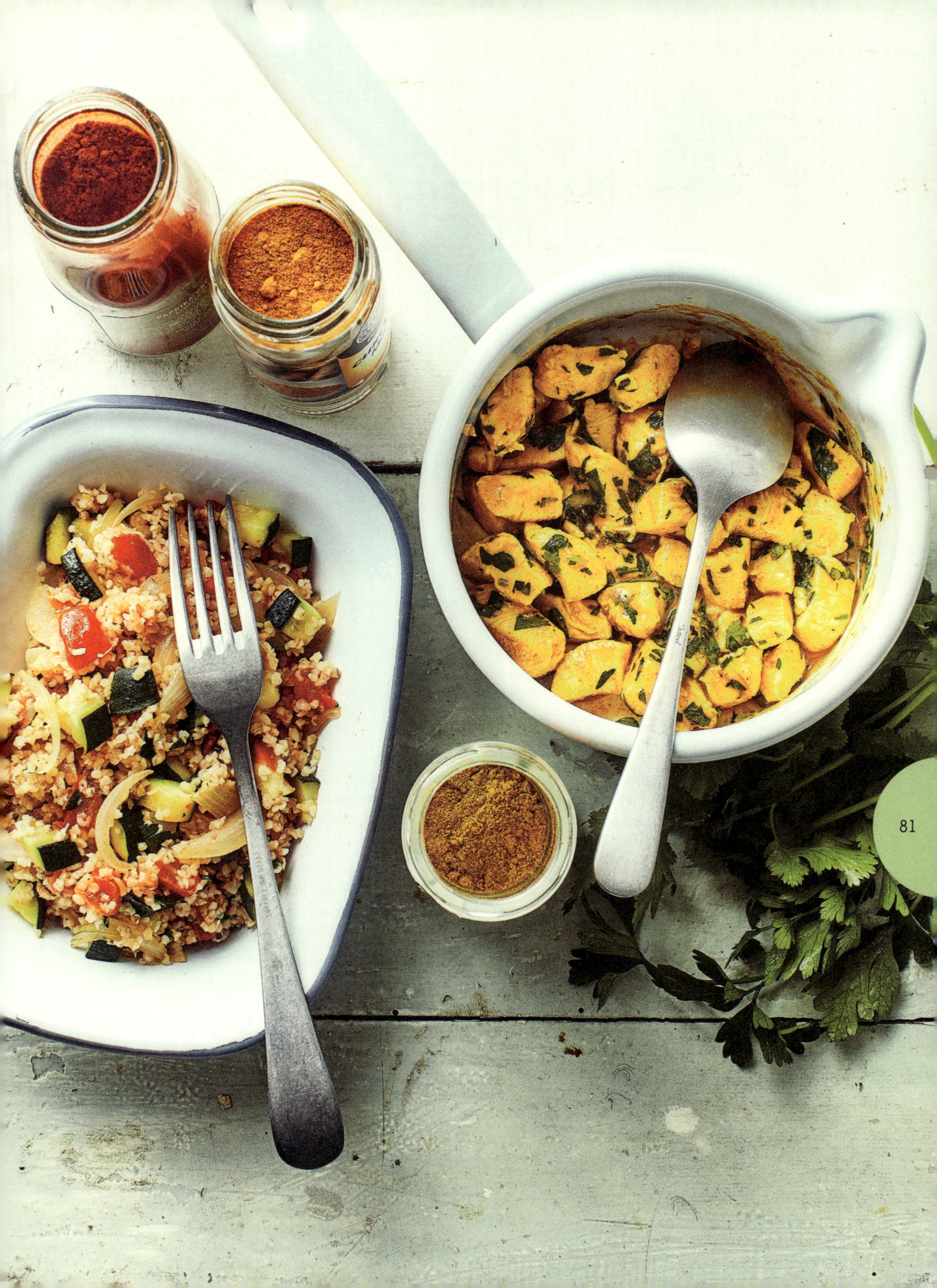

Poulet RÔTI À LA CORIANDRE ET AU CITRON VERT, ET QUINOA AUX HARICOTS VERTS

Pour 1 personne

PRÉPARATION : 20 min
CUISSON : 45 min

- *1 cuisse de poulet*
- *50 g de quinoa*
- *250 g de haricots verts*
- *1,5 citron vert*
- *1 branche de coriandre*
- *1 petit oignon*
- *1 gousse d'ail*
- *1 petite poignée de persil*
- *Huile végétale (olive, colza, noix, lin...)*

Préchauffez le four à 180 °C. Dans un bol, pressez le jus des citrons (conservez un quartier pour la décoration) et mélangez-le avec 1 c. à soupe d'huile et la coriandre.

Faites cuire l'oignon émincé à feu doux à la poêle avec un filet d'huile jusqu'à ce qu'il devienne translucide. Dans un plat allant au four, déposez l'oignon, le poulet et versez la marinade par-dessus. Salez et poivrez légèrement. Enfournez pour 40 min, en arrosant la viande de jus toutes les 10 min.

Pendant ce temps, faites cuire le quinoa le temps indiqué sur le paquet. Équeutez les haricots et plongez-les 15 min dans une casserole d'eau bouillante salée.

Dans la poêle à feu doux, faites revenir l'ail finement haché dans un filet d'huile 1 min. Ajoutez les haricots égouttés, le persil ciselé et faites revenir 5 min. En fin de cuisson, ajoutez le quinoa.

Dégustez le poulet à l'oignon avec le quinoa aux haricots verts, le tout arrosé de jus de cuisson et parsemé du reste de coriandre effeuillée.

Pour plus de saveur, servez le poulet avec un quartier de citron vert.

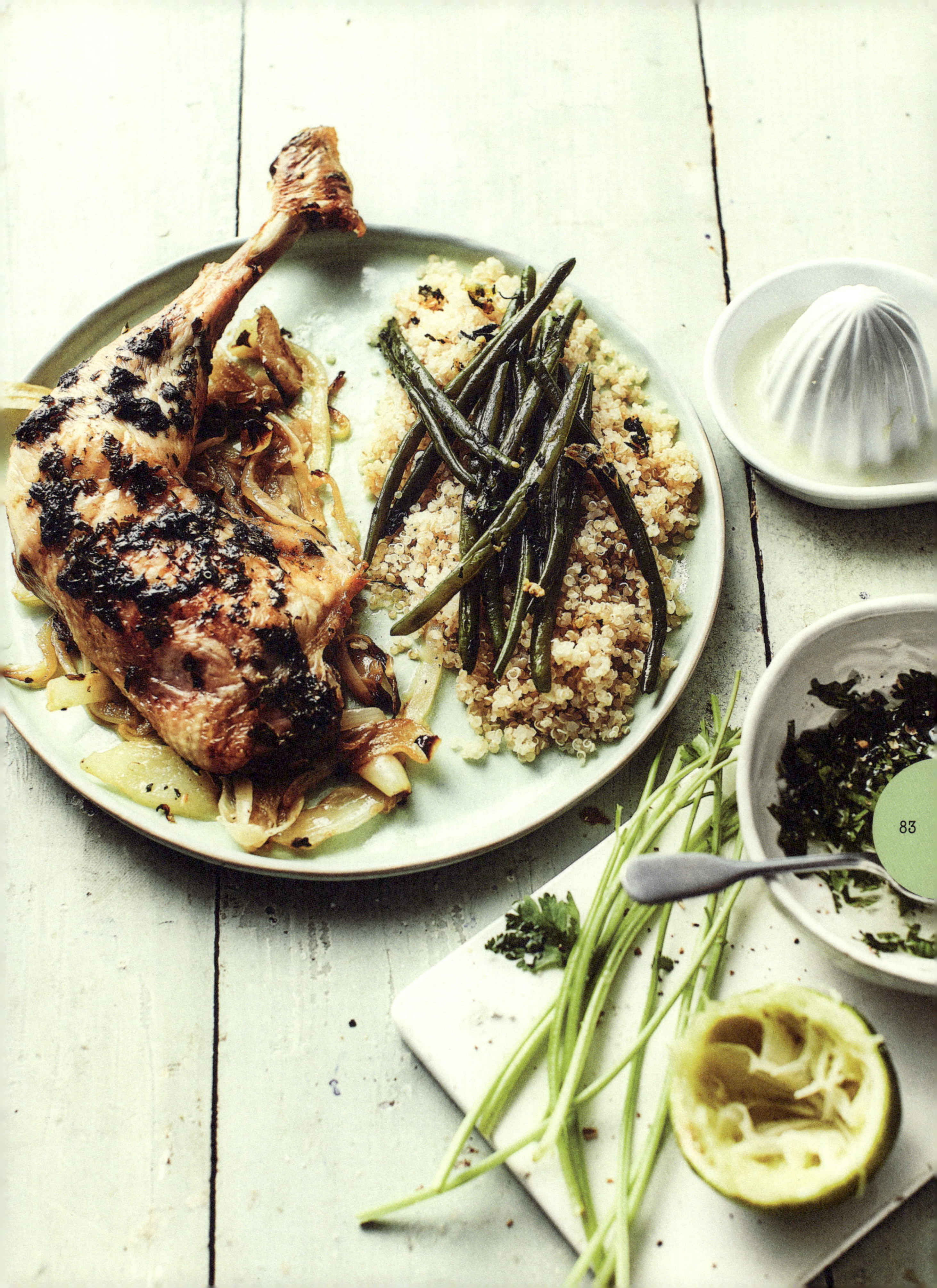

Porc FAÇON RAGOUT

Pour 1 personne

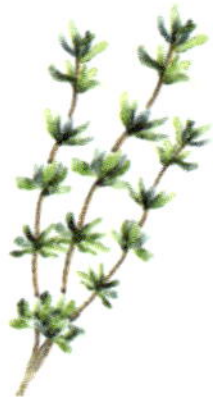

PRÉPARATION : 20 min
CUISSON : 35 à 40 min

- *140 g de filet mignon de porc*
- *250 g de pommes de terre*
- *150 g de carottes*
- *1 boîte de champignons de Paris (125 g égouttés)*
- *5 ou 6 olives vertes dénoyautées*
- *1 petit oignon*
- *1 gousse d'ail*
- *1 c. à soupe d'huile de colza*
- *1 petite poignée de thym*

Épluchez les pommes de terre et placez-les entières dans une casserole d'eau froide. Portez à ébullition, salez, puis couvrez et baissez le feu. Laissez cuire 20 min.

Pendant ce temps, lavez, pelez et coupez les carottes en fines rondelles. Faites-les cuire 15 min dans de l'eau bouillante salée.

Coupez la viande en petits cubes. Égouttez les champignons et les olives. Émincez l'oignon en fines lamelles et hachez finement l'ail. Dans une sauteuse, faites cuire l'oignon et l'ail avec l'huile 2 min à feu doux. Déposez ensuite la viande et laissez-la colorer de chaque côté.

Ajoutez les carottes cuites, les olives et les champignons avec un fond d'eau (4 c. à soupe). Mélangez, saupoudrez de thym, couvrez et laissez mijoter 15 à 20 min à feu moyen, en tournant les morceaux de temps en temps. Dégustez chaud avec les pommes de terre.

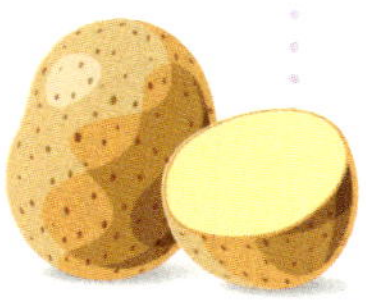

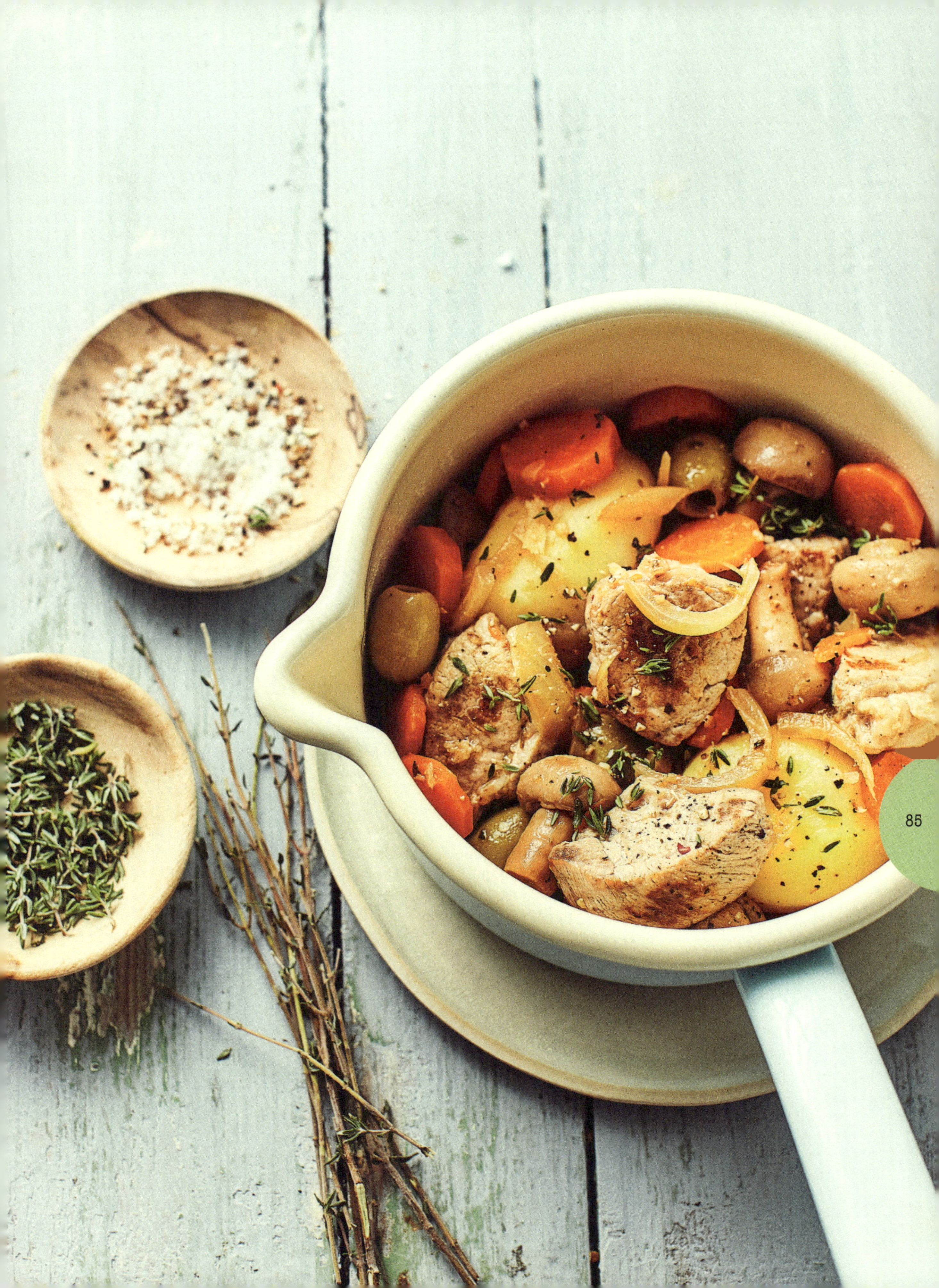

Blanquette de VEAU AU LAIT DE COCO, ASPERGES ET PETITS POIS

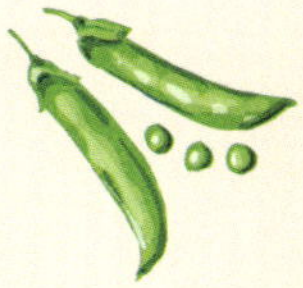

Pour 1 personne

PRÉPARATION : 25 min
CUISSON : 1 h

- *150 g de blanquette de veau*
- *10 cl de lait de coco*
- *50 g d'asperges vertes*
- *50 g de petits pois*
- *1 petit oignon*
- *1 gousse d'ail*
- *2 cm de gingembre*
- *50 g de riz complet*
- *70 g de pousses d'épinards*
- *1 c. à café de curry*
- *Huile de colza*

Dans une cocotte, faites revenir l'oignon et l'ail finement émincés ainsi que le gingembre râpé avec un filet d'huile. Ajoutez la viande coupée en petits cubes et faites-la dorer quelques minutes en la retournant régulièrement. Ajoutez de l'eau jusqu'à couvrir la viande et laissez mijoter 1 h à couvert, en remuant de temps en temps.

Pendant ce temps, coupez les pieds des asperges et épluchez les pointes. Plongez les asperges 5 min dans une grande casserole d'eau bouillante. Sortez-les à l'aide d'une écumoire sans jeter l'eau.

Environ 10 min avant la fin de la cuisson de la viande, faites cuire le riz selon les indications du paquet. Ajoutez le lait de coco, le curry, les petits pois et les asperges dans la cocotte avec la viande. Terminez la cuisson à feu doux.

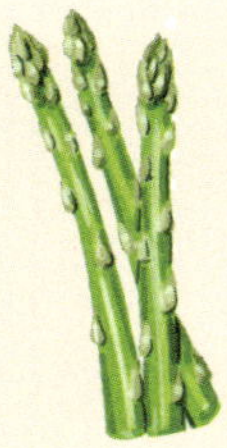

Rincez les épinards et placez-les dans une assiette avec un filet d'huile, 1 pincée de sel et 1 pincée de poivre. Dégustez la blanquette accompagnée de sa sauce au lait de coco, de la salade d'épinards et du riz complet.

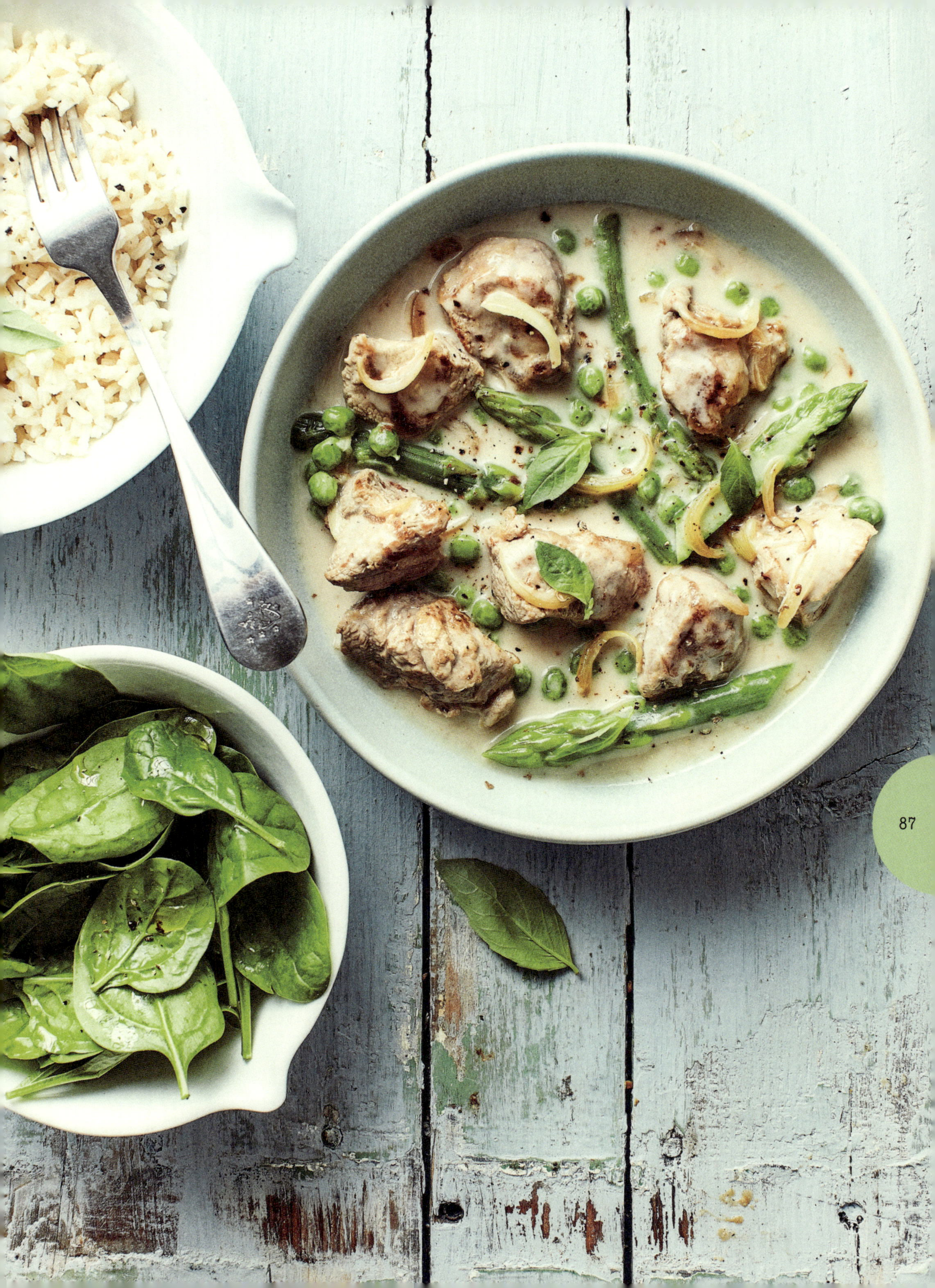

Tartare DE SAUMON, MANGUE ET AVOCAT

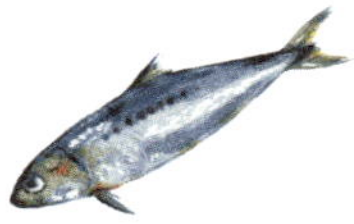

Pour 1 personne

PRÉPARATION : 15 min
RÉFRIGÉRATION : 5 à 10 min

- *1 pavé de saumon frais (100 g)*
- *½ mangue*
- *½ avocat*
- *1 c. à soupe de sauce soja salée*
- *1 c. à soupe de sésame*
- *½ citron*
- *Graines germées*

Coupez le saumon et la mangue en petits cubes. Si vous n'avez pas d'emporte-pièce, coupez simplement l'avocat en tranches. Mélangez les 3 ingrédients délicatement avec la sauce soja, le jus du citron et le sésame.

Si vous avez un emporte-pièce, quadrillez la chair de l'avocat et prélevez les cubes avec une petite cuillère. Arrosez-les avec le jus du citron pour éviter qu'ils s'oxydent.

Mélangez les dés de saumon avec la sauce soja et le sésame. Dans un emporte-pièce, déposez d'abord la mangue, puis le saumon et enfin l'avocat.

Sur le dessus du tartare, ajoutez quelques graines germées. Placez au frais 5 à 10 min avant de déguster.

Accompagnez le tartare d'une salade verte de votre choix, assaisonnée d'1 c. à soupe d'huile végétale, d'1 pincée de sel et d'1 pincée de poivre.

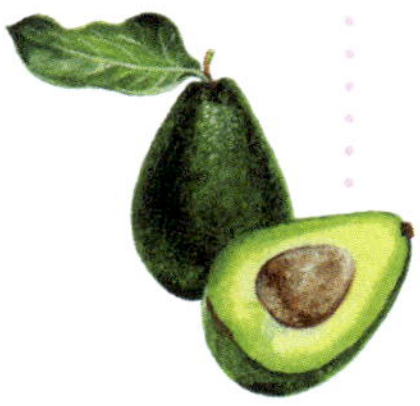

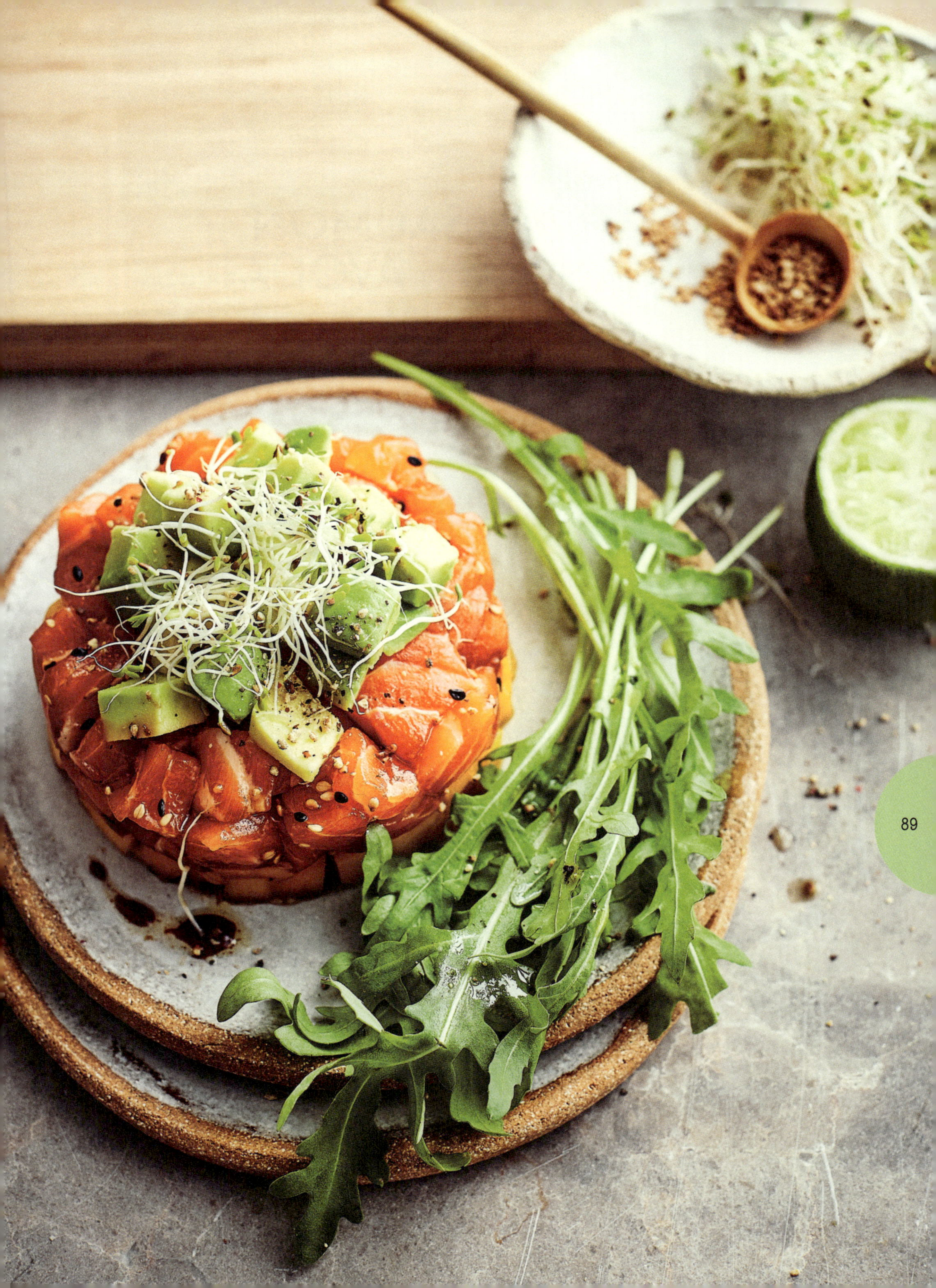

Poke bowl MAISON

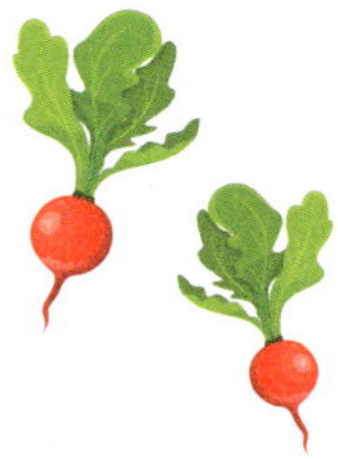

Pour 1 personne

PRÉPARATION : 25 min
CUISSON : 10 min

- *150 g de pavé de thon*
- *100 g de riz complet*
- *1 citron vert*
- *Sauce soja salée*
- *½ échalote*
- *Sésame blanc*
- *Sésame noir*
- *1 carotte*
- *¼ de concombre*
- *1 gros radis rouge ou noir*
- *½ avocat*
- *Algues wakamé (facultatif)*

Faites cuire le riz le temps indiqué sur le paquet. Égouttez-le, placez-le dans un grand bol et laissez-le refroidir.

Pendant ce temps, mélangez dans un petit bol le jus du citron avec 1 c. à soupe de sauce soja, l'échalote émincée et quelques graines de sésame noir et blanc.

Coupez le thon en cubes. Mélangez-le avec la marinade et réservez au frais. Coupez la carotte en bâtonnets, le concombre et le radis en rondelles et l'avocat en tranches.

Placez les légumes et le poisson dans le bol de riz. Versez un peu de sauce soja et saupoudrez de sésame et éventuellement d'algues wakamé.

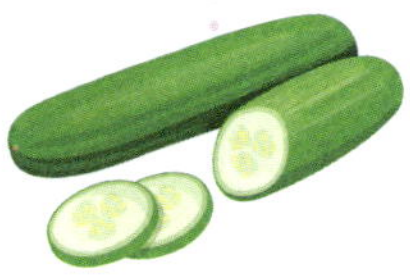

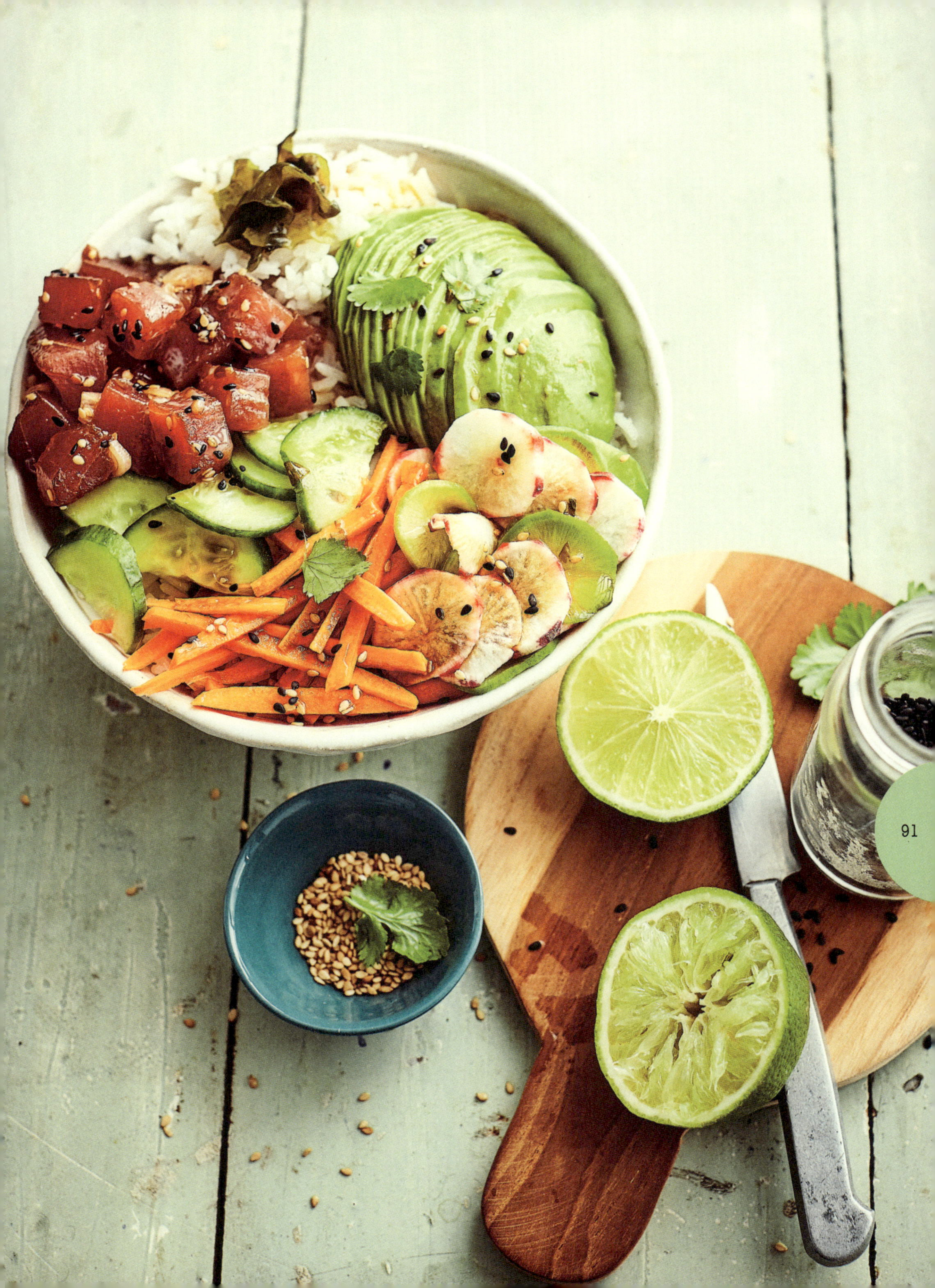

Merlu aux AGRUMES

Pour 1 personne

PRÉPARATION : 20 min
CUISSON : 20 min

- *1 filet de merlu*
- *1 orange*
- *1 citron vert*
- *½ citron jaune*
- *½ pamplemousse*
- *200 g de haricots plats*
- *200 g de pommes de terre*
- *1 petit oignon*
- *10 brins de ciboulette*
- *Huile végétale (olive, colza, noix, lin...)*

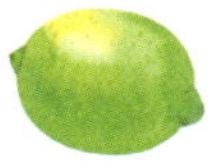

Équeutez les haricots. Épluchez les pommes de terre et coupez-les en rondelles. Émincez l'oignon.

Préchauffez le four à 180 °C. Prélevez le zeste d'½ orange et d'½ citron vert, puis pressez les fruits. Réservez les jus. Émincez très finement les zestes, ébouillantez-les 1 min. Coupez en fines rondelles les agrumes restants.

Dans un plat allant au four, déposez le merlu, côté peau en dessous, et répartissez les rondelles d'agrumes. Salez, poivrez et parsemez de zestes. Arrosez d'un filet d'huile et enfournez pour 15 min.

Pendant ce temps, faites cuire les haricots et les pommes de terre 10 min à feu moyen dans de l'eau bouillante. Égouttez.

Dans une poêle, faites revenir l'oignon 2 min avec un filet d'huile. Ajoutez les haricots, les pommes de terre et faites cuire 5 à 6 min.

Dégustez le poisson accompagné des légumes, le tout parsemé de ciboulette ciselée et arrosé d'un filet de jus d'agrumes.

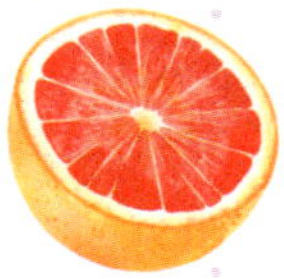

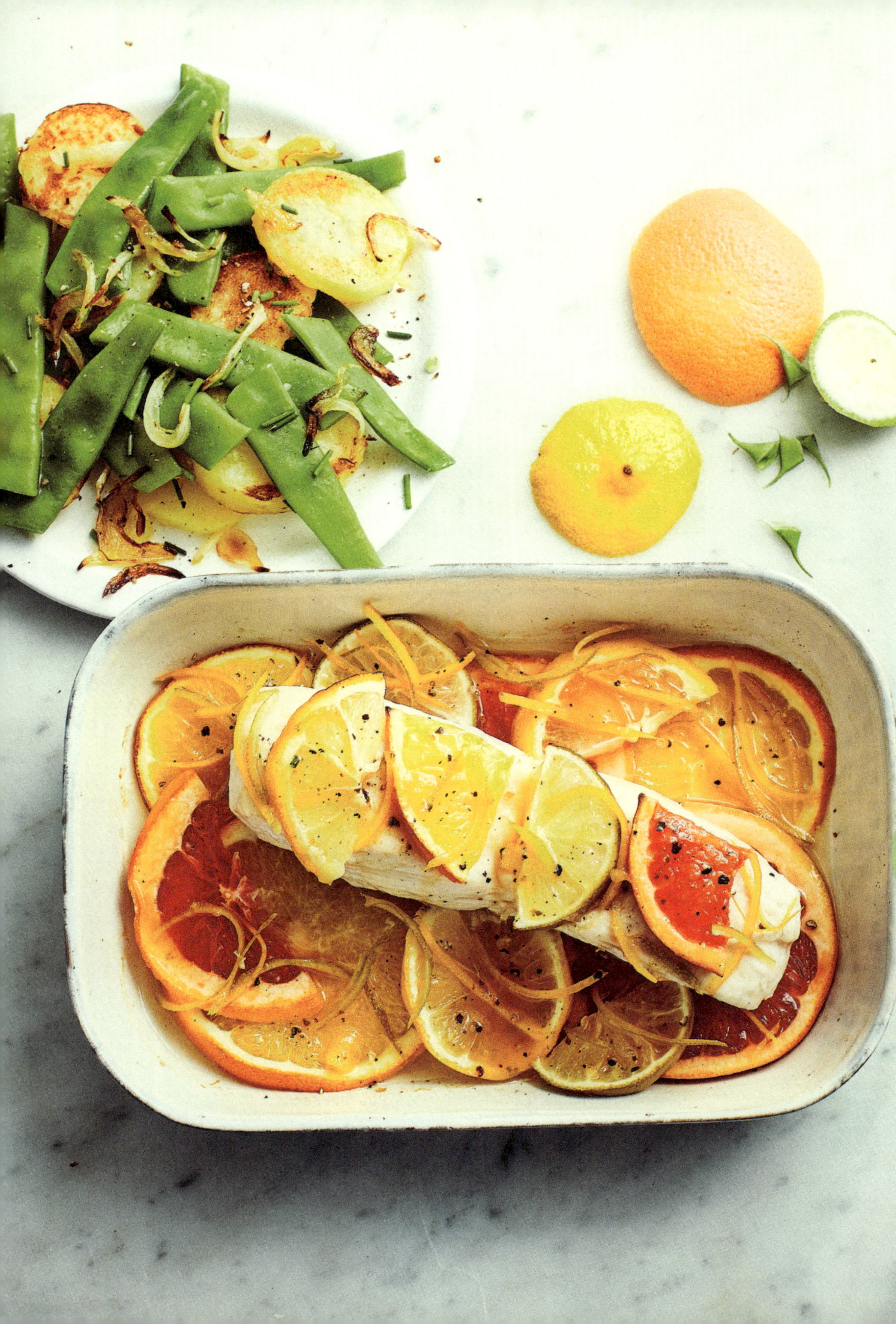

93

Papillote de curry de saumon au lait de coco et légumes

Pour 1 personne

PRÉPARATION : 15 min
CUISSON : 20 à 25 min

› *1 pavé de saumon sans sa peau*
› *10 tomates cerises*
› *1 petite carotte*
› *1 petite courgette*
› *1 petit oignon*
› *2 à 3 c. à soupe de lait de coco*
› *1 à 2 c. à café de curry*
› *50 g de riz*
› *Quelques brins de coriandre*
› *Huile végétale (olive, colza, noix, lin...)*
› *Sel, poivre*

Préchauffez le four à 180 °C. Lavez les légumes. Épluchez la carottes. Coupez les tomates cerises en deux. Émincez finement la carotte, la courgette et l'oignon.

Déposez le pavé de saumon sur une grande feuille de papier sulfurisé. Dans un petit bol, mélangez le lait de coco avec le curry. Arrosez le saumon de ce mélange, puis ajoutez les légumes autour du saumon. Salez, poivrez, fermez la papillote et enfournez pour 20 à 25 min.

Pendant ce temps, faites cuire le riz selon les indications du paquet.

Dégustez la papillote de saumon avec le riz arrosé d'un filet d'huile, le tout parsemé de coriandre ciselée.

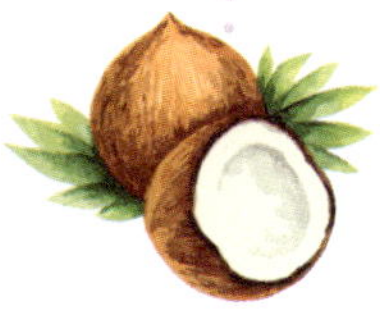

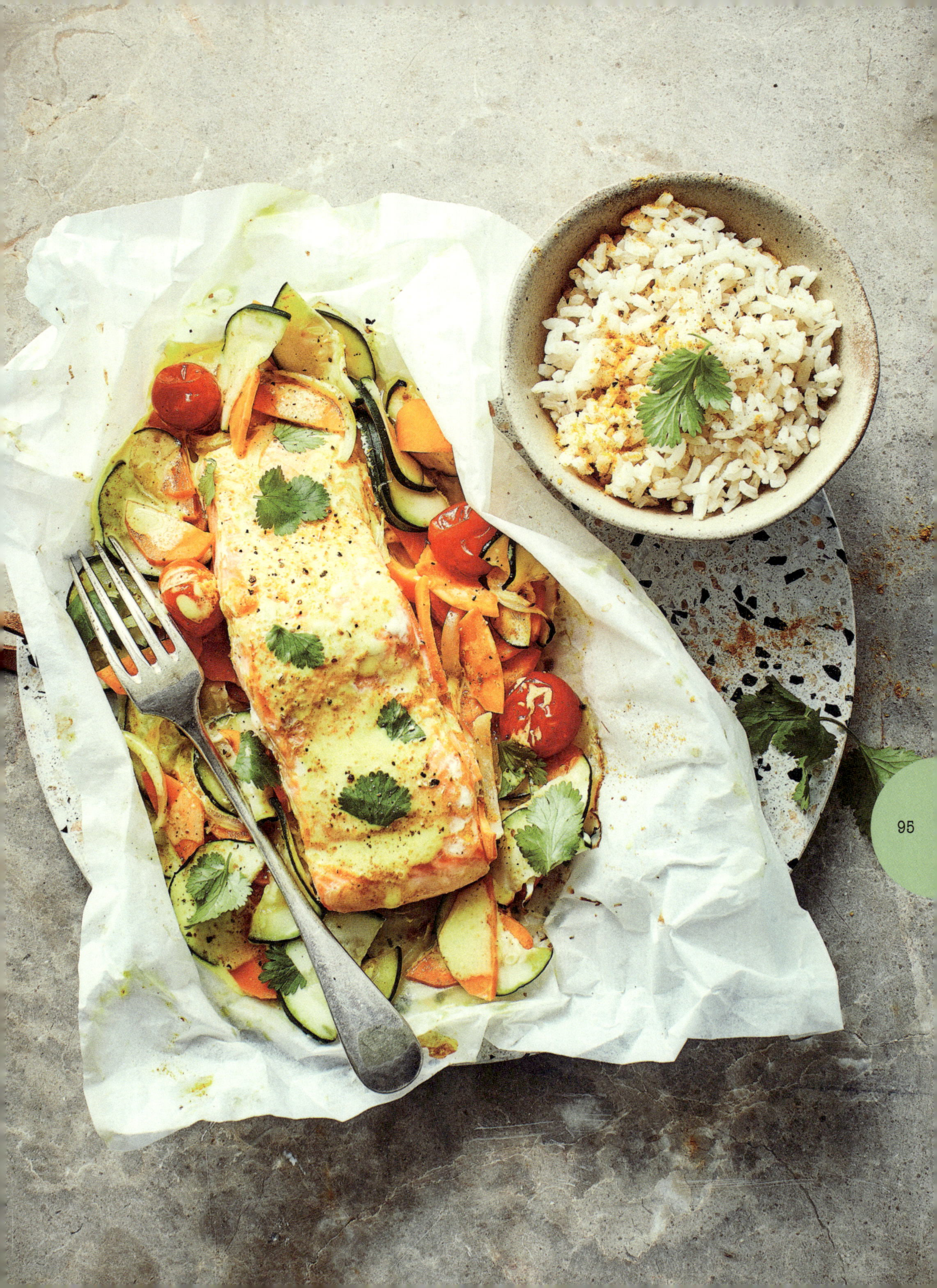

Cabillaud RÔTI
AU CITRON, AIL, ROMARIN ET OLIVES VERTES ET RIZ AUX COURGETTES

Pour 1 personne

PRÉPARATION : 20 min
CUISSON : 20 min

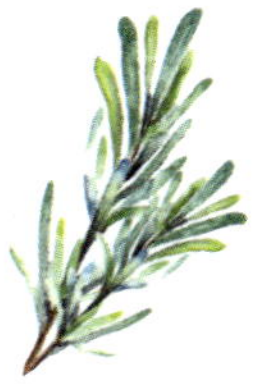

› *1 pavé de cabillaud*
› *250 g de courgettes*
› *50 g de riz complet*
› *1 petit citron*
› *1 petit oignon*
› *1 grosse gousse d'ail*
› *2 branches de romarin*
› *8 olives vertes dénoyautées*
› *Huile végétale (olive, colza, noix, lin...)*

Préchauffez le four à 200 °C. Lavez et coupez les courgettes en petits cubes. Lavez et coupez 4 grosses rondelles dans le citron. Émincez finement l'oignon. Épluchez la gousse d'ail et coupez-la en deux.

Dans un plat allant au four, déposez le pavé de cabillaud. Ajoutez dessus les rondelles de citron, un filet d'huile, 1 branche de romarin et l'ail. Terminez par les olives, salez, poivrez et enfournez pour 15 min.

Pendant ce temps, faites cuire le riz le temps indiqué sur le paquet dans de l'eau bouillante salée.

Faites revenir l'oignon et les courgettes 10 min dans une poêle avec un filet d'huile, jusqu'à ce que les courgettes soient dorées. Égouttez le riz et ajoutez-le dans la poêle. Salez, poivrez et prolongez la cuisson d'1 à 2 min.

Dégustez le poisson avec le riz aux courgettes, le tout parsemé du romarin restant effeuillé.

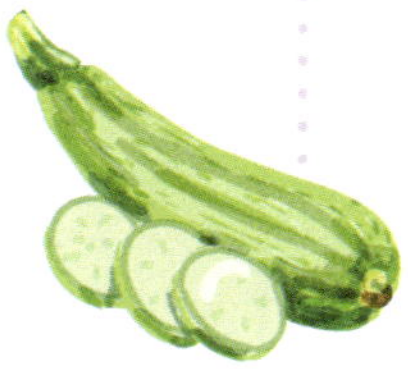

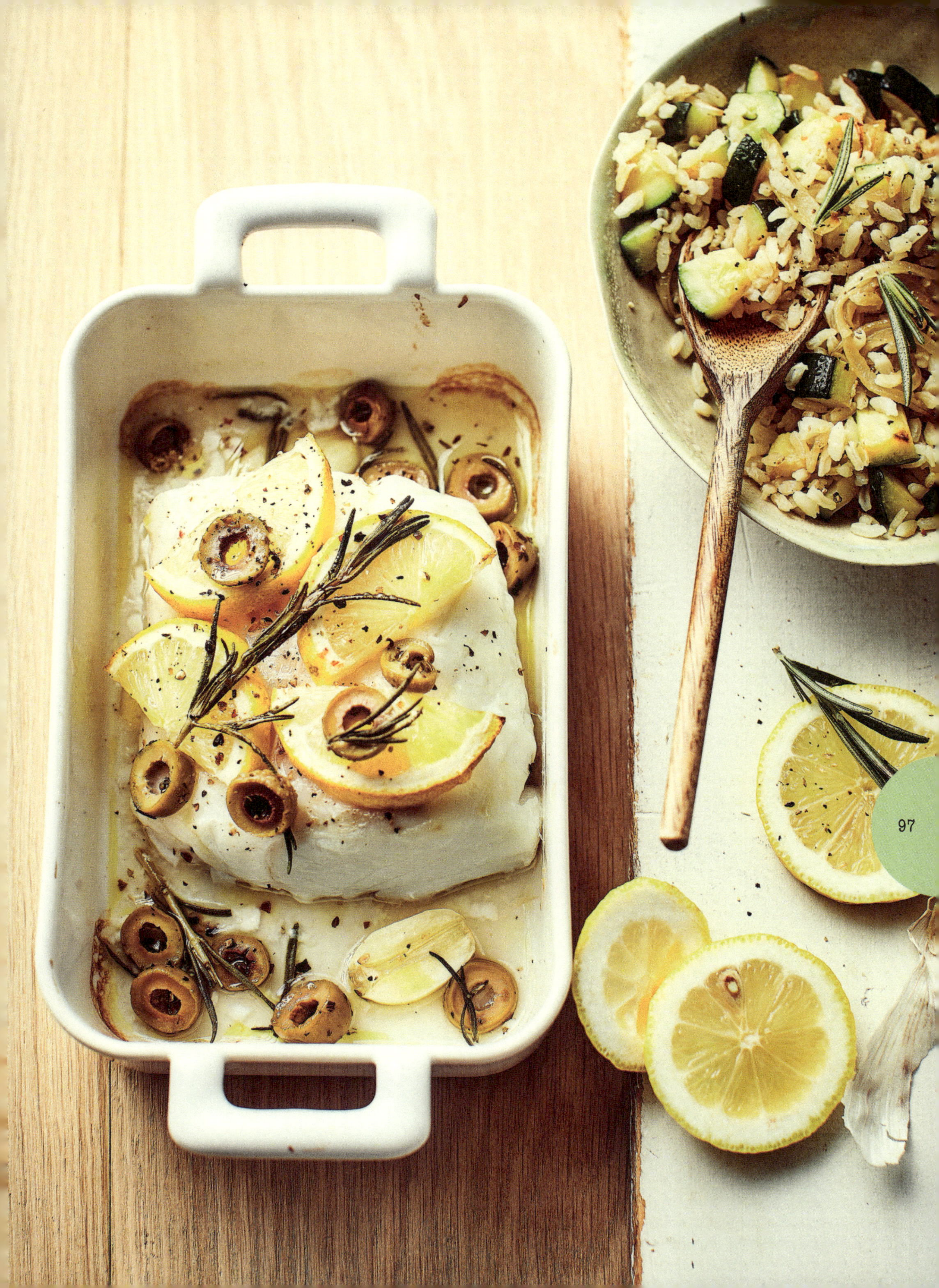

Gratin DE POISSON À LA PROVENÇALE

Pour 1 personne

PRÉPARATION : 25 min
CUISSON : 35 min

- *1 pavé de cabillaud ou de lieu noir (130 g)*
- *1 poivron rouge*
- *1 poivron jaune*
- *1 petite courgette*
- *1 petite aubergine*
- *1 petit oignon*
- *1 gousse d'ail*
- *1 c. à café d'herbes de Provence*
- *Huile de colza*
- *1 petite poignée de persil*
- *Sel, poivre*

Émincez l'oignon et l'ail. Lavez les poivrons, épépinez-les et émincez-les. Lavez la courgette et l'aubergine, puis coupez-les en fines rondelles.

Dans une poêle, faites revenir l'oignon et l'ail avec 1 c. à soupe d'huile jusqu'à ce qu'ils deviennent translucides, puis ajoutez les légumes. Faites cuire 10 min, jusqu'à ce qu'ils soient tendres. Salez, poivrez et ajoutez les herbes de Provence.

Préchauffez le four à 180 °C. Déposez une couche de légumes dans le fond d'un plat à gratin. Ajoutez le pavé de poisson et arrosez d'un filet d'huile. Salez, poivrez et recouvrez du reste des légumes. Enfournez pour 20 min.

Parsemez de persil ciselé avant de déguster.

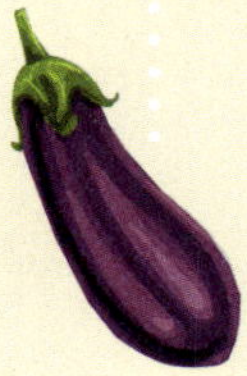

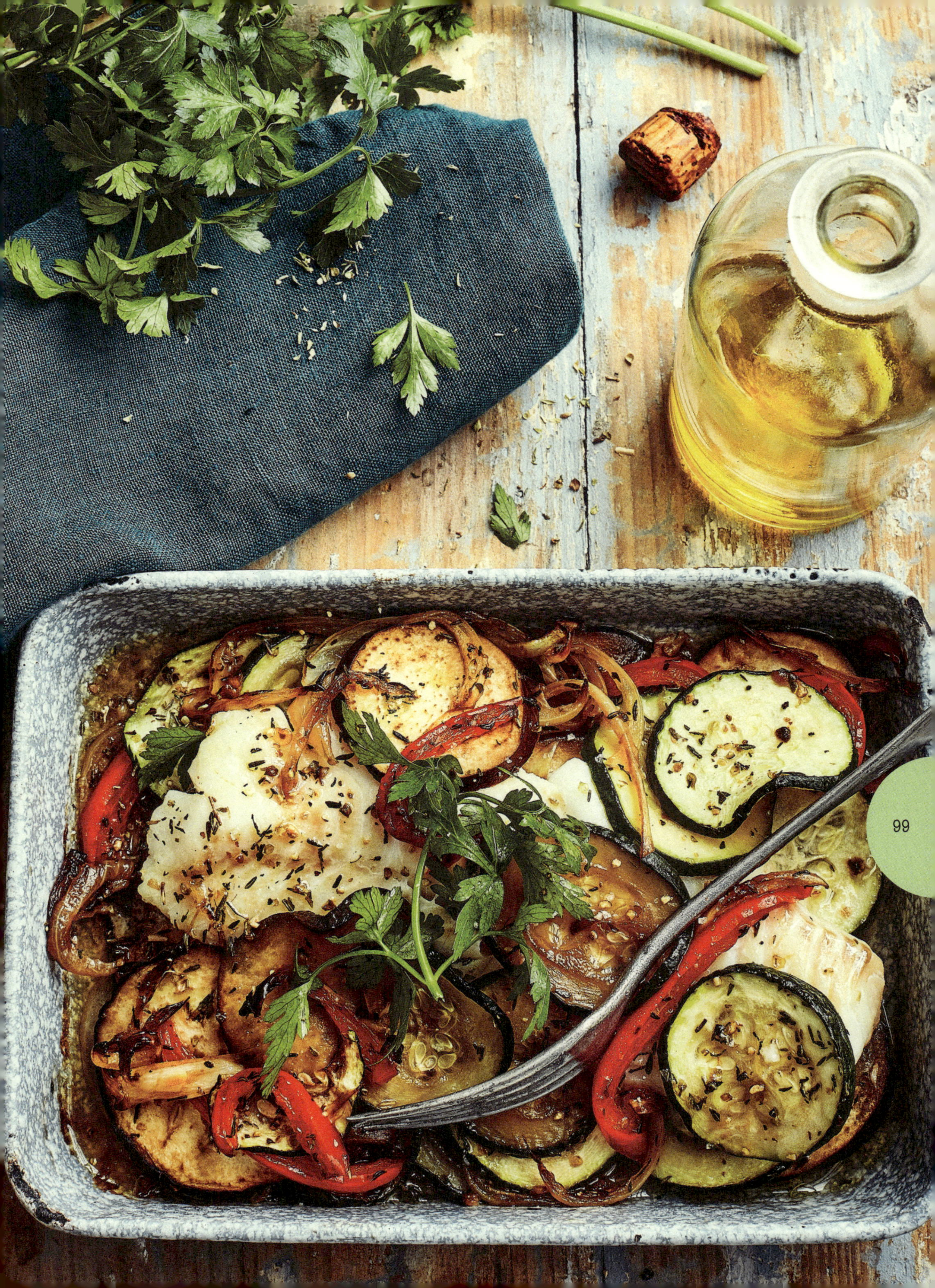

Merlan à l'ORANGE ET À LA CANNELLE

Pour 1 personne

PRÉPARATION : 20 min
CUISSON : 40 min

- *1 filet de merlan ou autre poisson à chair blanche (130 g)*
- *2 oranges*
- *1 c. à café de cannelle*
- *250 g de carottes*
- *1 gousse d'ail*
- *1 c. à café de beurre*
- *1 petite poignée de coriandre*
- *Huile de colza*
- *Sel, poivre*

Préchauffez le four à 180 °C. Lavez, pelez les carottes et coupez-les en deux dans la longueur. Hachez l'ail. Dans un plat allant au four, déposez les carottes et l'ail. Salez, poivrez et arrosez d'un filet d'huile. Enfournez pour 40 min.

Pendant ce temps, prélevez le zeste d'½ orange, puis pressez les fruits. Émincez très finement les zestes, puis ébouillantez-les 1 min. Égouttez et réservez. Faites réduire le jus d'orange à feu doux dans une poêle avec la cannelle et le beurre.

Faites cuire le filet de merlan 4 min de chaque côté à feu doux dans une autre poêle avec un filet d'huile. Versez le jus d'orange réduit sur le poisson, puis prolongez la cuisson d'1 min.

Dans une assiette creuse, placez le filet de poisson à l'orange et les carottes rôties. Parsemez de zestes d'orange blanchis et de coriandre.

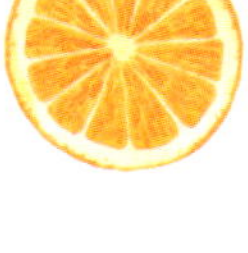

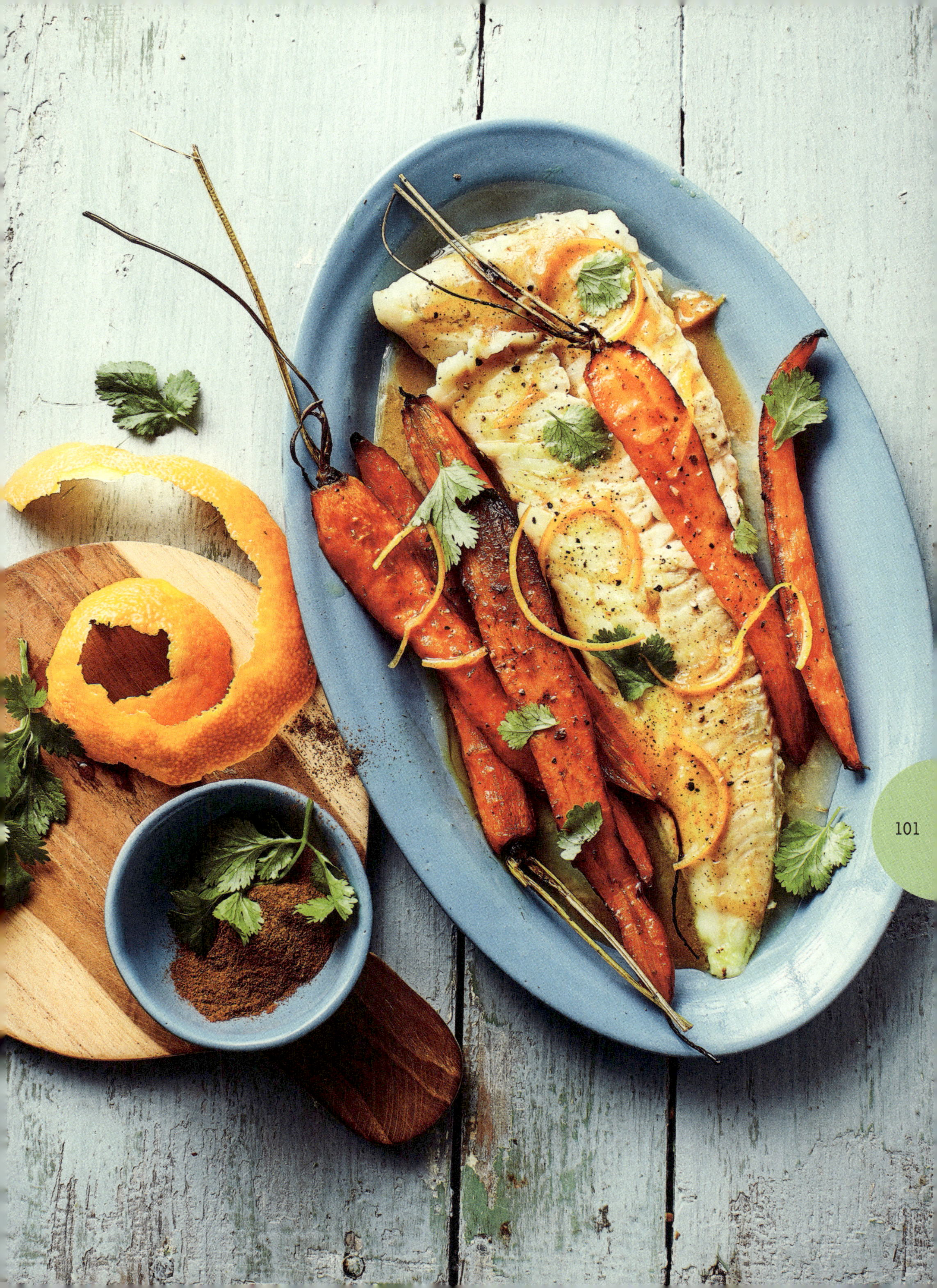

Riz SAUTÉ AUX CREVETTES ET PETITS LÉGUMES

Pour 1 personne

PRÉPARATION : 15 min
CUISSON : 15 min

› *50 g de riz complet*
› *100 g de crevettes décortiquées*
› *1 petite carotte*
› *1 petite courgette*
› *1 petit poivron rouge*
› *1 petit oignon*
› *1 c. à soupe d'huile de colza*
› *1 c. à soupe de sauce soja salée*

Dans une casserole d'eau bouillante salée, faites cuire le riz le temps indiqué sur le paquet. Égouttez.

Pendant ce temps, épluchez la carotte. Coupez la carotte et la courgette en julienne. Épépinez et coupez le poivron en fines lanières.

Hachez finement l'oignon et faites-le revenir avec le poivron dans une sauteuse 2 min à feu moyen avec l'huile.

Ajoutez ensuite les crevettes, la carotte, la courgette et la sauce soja. Faites cuire 3 min en remuant régulièrement.

Lorsque la carotte s'attendrit légèrement, ajoutez le riz cuit. Faites cuire 3 min en remuant constamment.

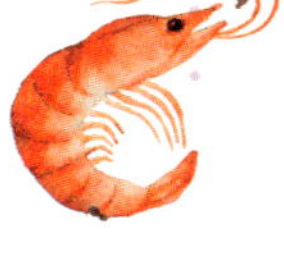

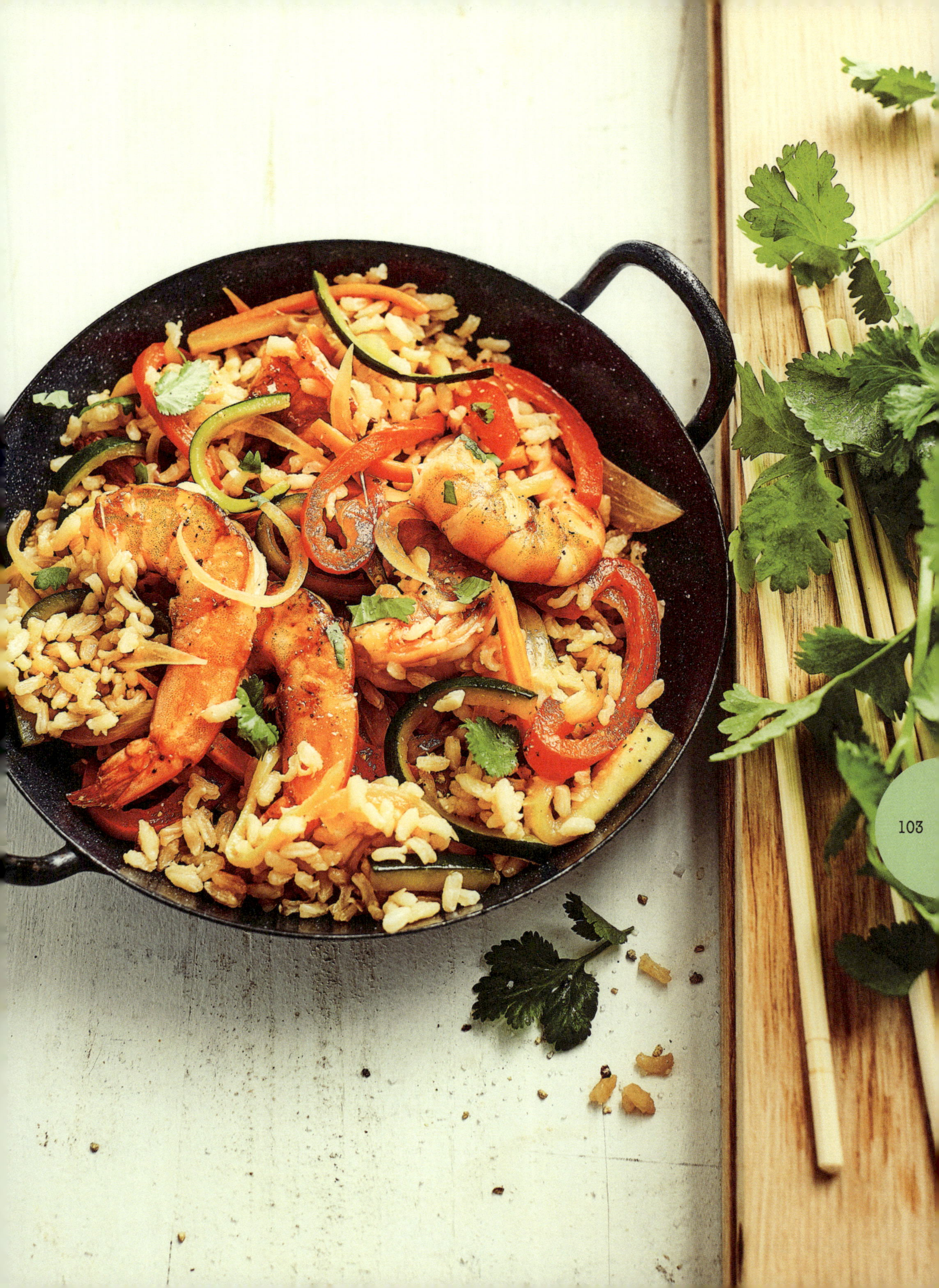

Gambas MARINÉES AUX ÉPICES ET CORIANDRE, ET WOK DE LÉGUMES

Pour 1 personne

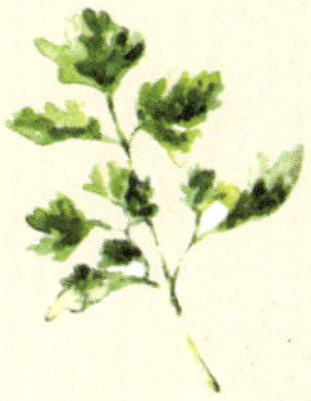

PRÉPARATION : 20 min
MARINADE : 30 min
CUISSON : 20 min

- *130 g de gambas crues décortiquées*
- *1 poivron jaune*
- *1 poivron rouge*
- *1 petite carotte*
- *1 petite courgette*
- *1 petit oignon*
- *1 c. à soupe d'huile de colza*
- *Sauce soja salée*

Pour la marinade

- *½ citron vert*
- *1 c. à soupe d'huile végétale (olive, colza, noix, lin...)*
- *1 c. à café de paprika*
- *1 c. à café de curcuma*
- *1 petite poignée de coriandre*

Préparez la marinade. Pressez le citron, puis mélangez tous les ingrédients dans un petit bol. Placez les gambas dans une assiette creuse et arrosez-les du mélange. Réservez au frais au moins 30 min.

Pendant ce temps, lavez et émincez finement les poivrons, la carotte et la courgette. Hachez l'oignon.

Faites revenir l'oignon dans un petit wok ou une poêle avec l'huile. Au bout de 2 min, ajoutez les poivrons et la carotte et faites revenir 5 min.

Ajoutez ensuite la courgette et prolongez la cuisson de 10 min à feu moyen, en remuant régulièrement. En fin de cuisson, arrosez d'un filet de sauce soja et parsemez d'1 pincée de sel et d'1 pincée de poivre.

Dans une poêle chaude, faites sauter les gambas 2 min de chaque côté. Dégustez avec le wok de légumes.

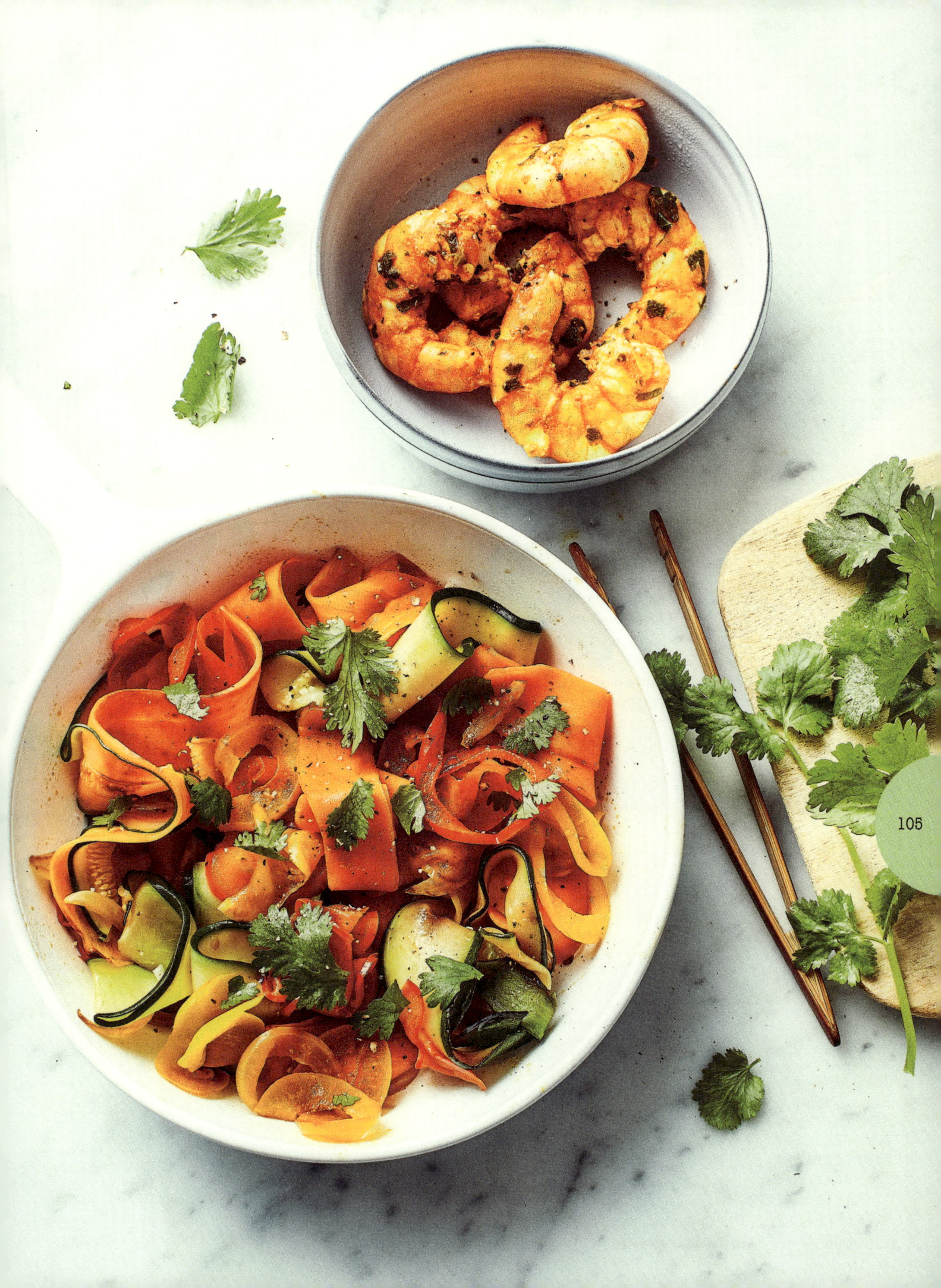

Crumble LÉGER POMME ET POIRE

Pour 6 personnes

PRÉPARATION : 25 min
CUISSON : 35 min

› *4 pommes*
› *4 poires*
› *1 citron*
› *1 sachet de sucre vanillé*
› *Cannelle*
› *60 g de flocons d'avoine*
› *60 g de cassonade*
› *45 g de farine complète*
› *55 g de margarine allégée*
› *20 g de beurre*

Préchauffez le four à 180 °C. Épluchez les pommes et les poires, évidez-les, puis coupez-les en morceaux. Déposez-les dans un plat allant au four, arrosez de jus de citron et parsemez de sucre vanillé et de cannelle.

Dans un saladier, mélangez les flocons d'avoine, la cassonade et la farine. Incorporez la margarine et mélangez avec les mains jusqu'à obtenir un mélange sableux. Parsemez-en les fruits.

Parsemez le crumble de quelques lamelles fines de beurre pour qu'il dore et enfournez pour 35 min.

Ce crumble se conserve 3 jours au frais dans une boîte hermétique.

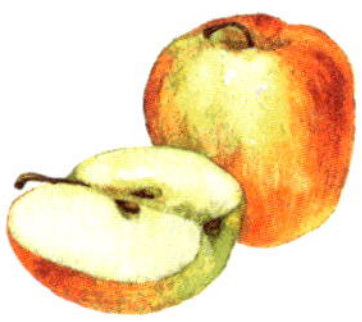

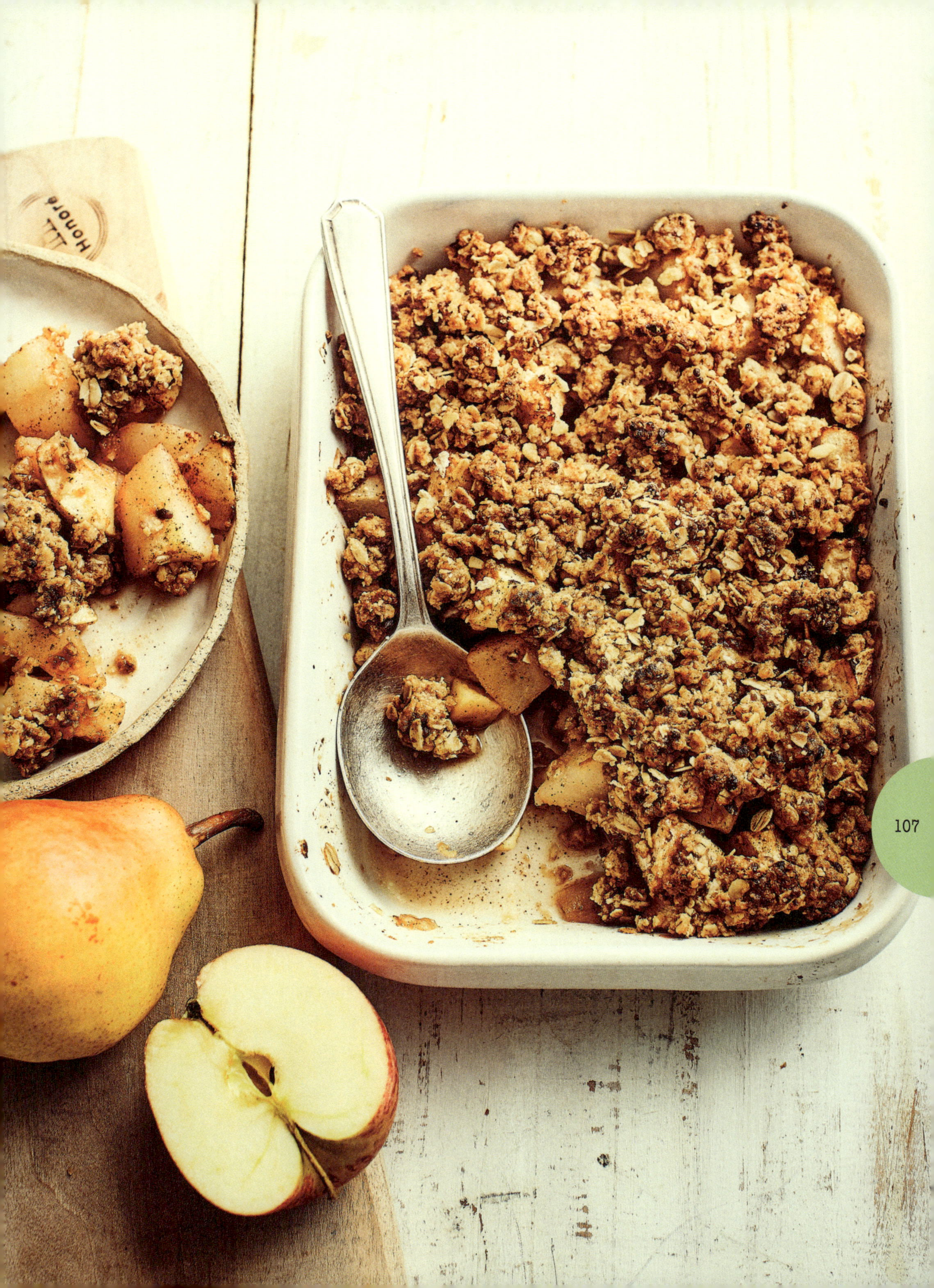

Glace AU FROMAGE BLANC ET FRUITS ROUGES

RECETTE EXPRESS

Pour 1 personne

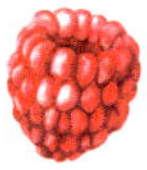

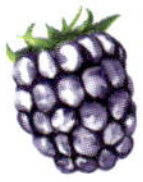

PRÉPARATION : 15 min
CONGÉLATION : 4 h (pour les bâtonnets)

- *100 g de fromage blanc 0 %*
- *1 poignée de fruits rouges surgelés*
- *1 c. à soupe de flocons d'avoine (facultatif)*

Pour une version bowl

Versez le fromage blanc dans le bol d'un mixeur avec les fruits rouges non décongelés.

Mixez jusqu'à obtenir une glace homogène.

Dégustez la glace parsemée éventuellement de quelques flocons d'avoine.

Pour des bâtonnets

Mélangez délicatement le fromage blanc dans un saladier avec les fruits rouges et les flocons d'avoine.

Versez la préparation dans des moules à glace en laissant 1 cm pour rajouter des flocons d'avoine et plantez un bâtonnet.

Laissez prendre 4 h au congélateur avant de déguster.

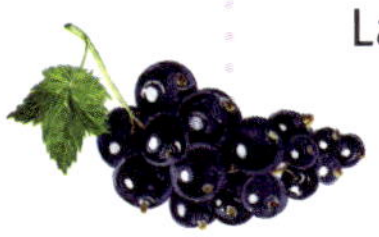

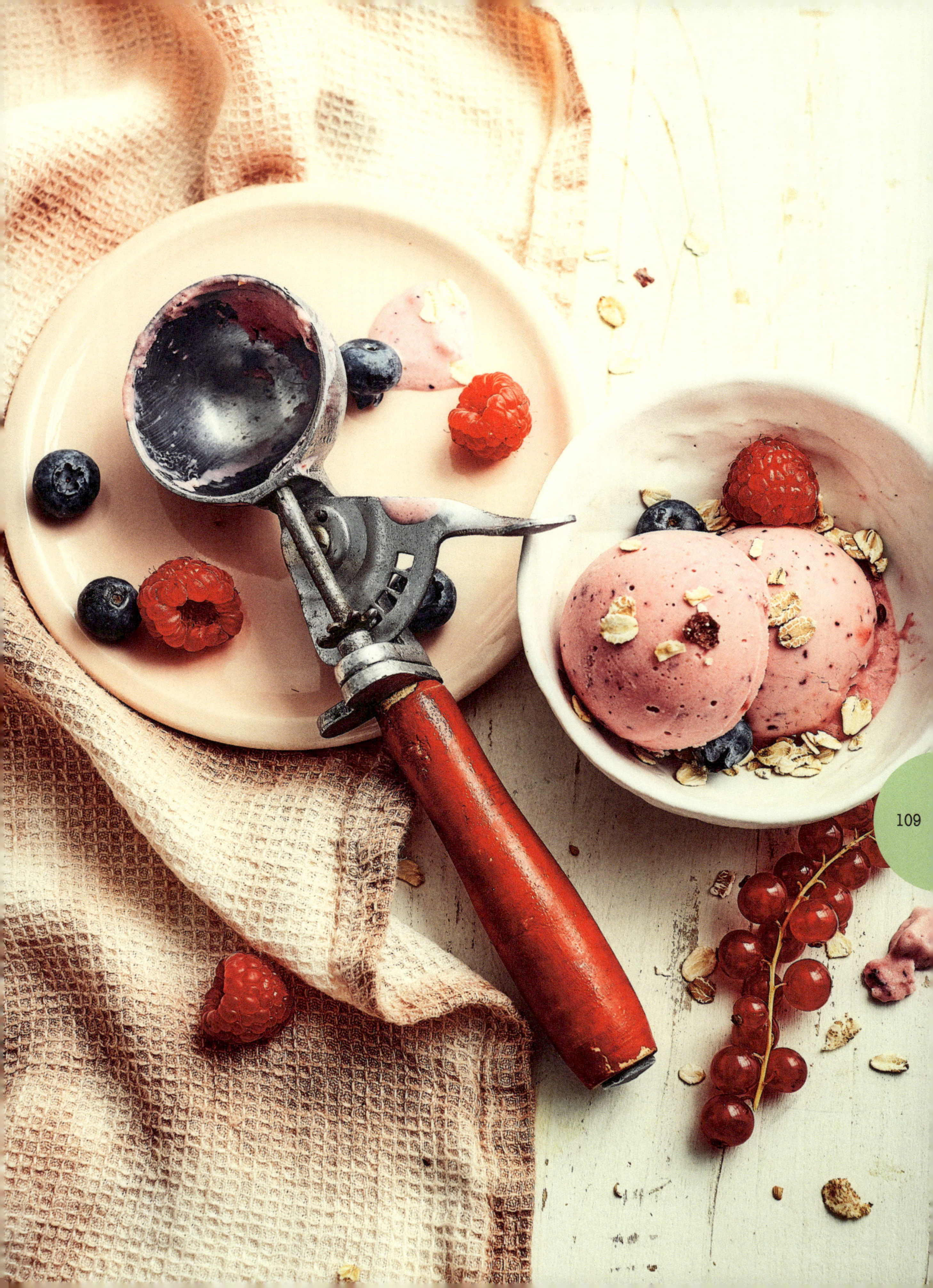

Burger MAISON

Pour 1 personne

PRÉPARATION : 25 min
CUISSON : 6 à 8 min

› *1 pain complet ou semi-complet à burger*
› *110 g de steak haché (5 % de MG)*
› *1 tomate*
› *½ oignon rouge*
› *125 g de roquette*
› *1 tranche de mozzarella*
› *Huile végétale*

Pour la sauce
› *2 c. à soupe de fromage blanc 0 %*
› *10 brins de ciboulette*
› *Sel, poivre*

Lavez la tomate et coupez-en quelques rondelles fines. Coupez l'oignon en fines tranches. Lavez la roquette.

Préparez la sauce. Dans un petit bol, mélangez le fromage blanc, la ciboulettes ciselée, 1 pincée sel et 1 pincée de poivre.

Faites cuire le steak à la poêle 3 à 4 min de chaque côté, poivrez légèrement. Environ 1 min avant la fin de cuisson, ajoutez la tranche de mozzarella par-dessus et laissez-la fondre.

Pendant ce temps, toastez le pain coupé en deux au grille-pain.

Tartinez chaque moitié de pain de sauce au fromage blanc, puis garnissez avec la viande, les rondelles de tomate, l'oignon ciselé et 1 petite poignée de roquette. Refermez le burger et dégustez aussitôt, accompagné du reste de roquette arrosée d'un filet d'huile.

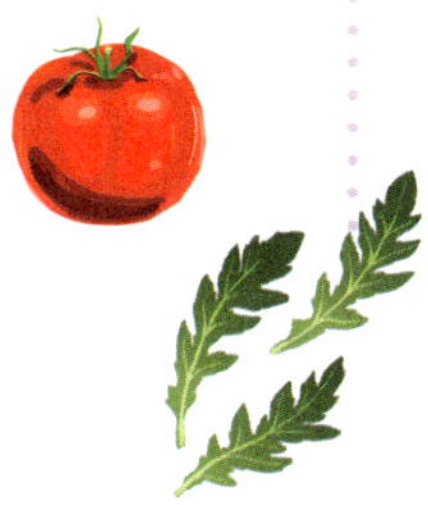

Un snack regressif...

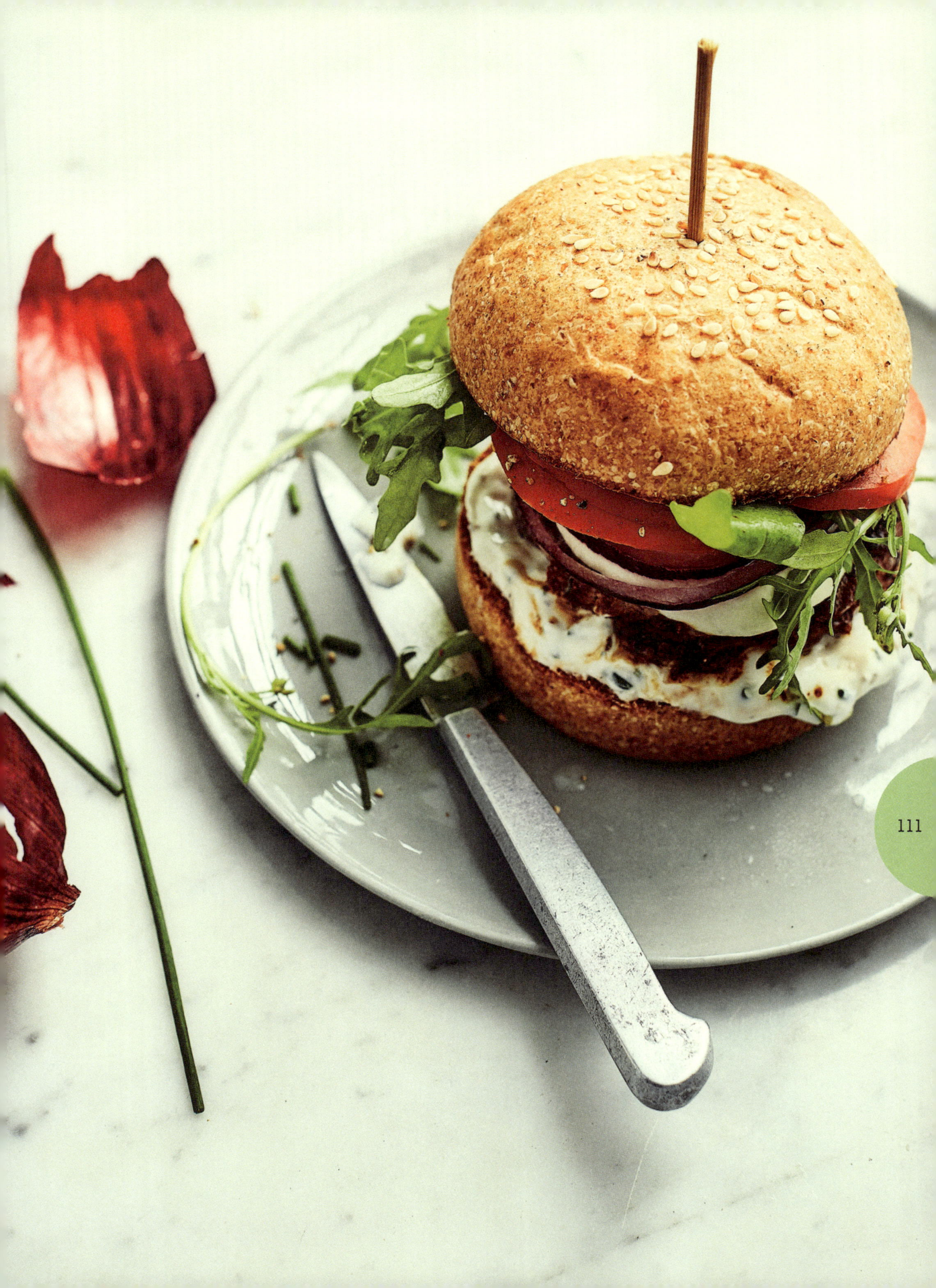

Wraps de poulet aux légumes

Pour 1 personne

PRÉPARATION : 15 min
CUISSON : 10 min

- *2 tortillas ou fajitas (ou tortillas aux épinards pour varier)*
- *1 blanc de poulet*
- *1 petite carotte*
- *¼ de concombre*
- *¼ de chou rouge*
- *1 poignée de pousses d'épinards*
- *10 brins de ciboulette*
- *1 pot de fromage blanc 0 % (100 g)*
- *Sel, poivre*

Coupez le poulet en lamelles et faites-les revenir 5 min de chaque côté à feu moyen dans une poêle. Laissez refroidir.

Lavez, épluchez et coupez la carotte et le concombre en bâtonnets. Lavez et émincez le chou rouge. Lavez les épinards et la ciboulette.

Préparez une sauce en mélangeant le fromage blanc et la ciboulette ciselée. Salez, poivrez.

Étalez de la sauce sur chaque tortilla, ajoutez des feuilles d'épinards, des lamelles de poulet, des bâtonnets de carotte et de concombre et du chou rouge émincé.

Roulez les tortillas et dégustez.

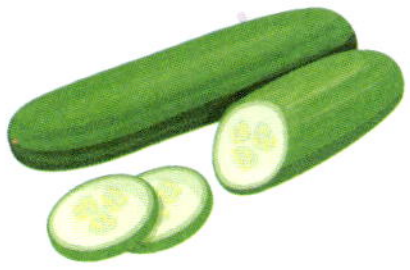

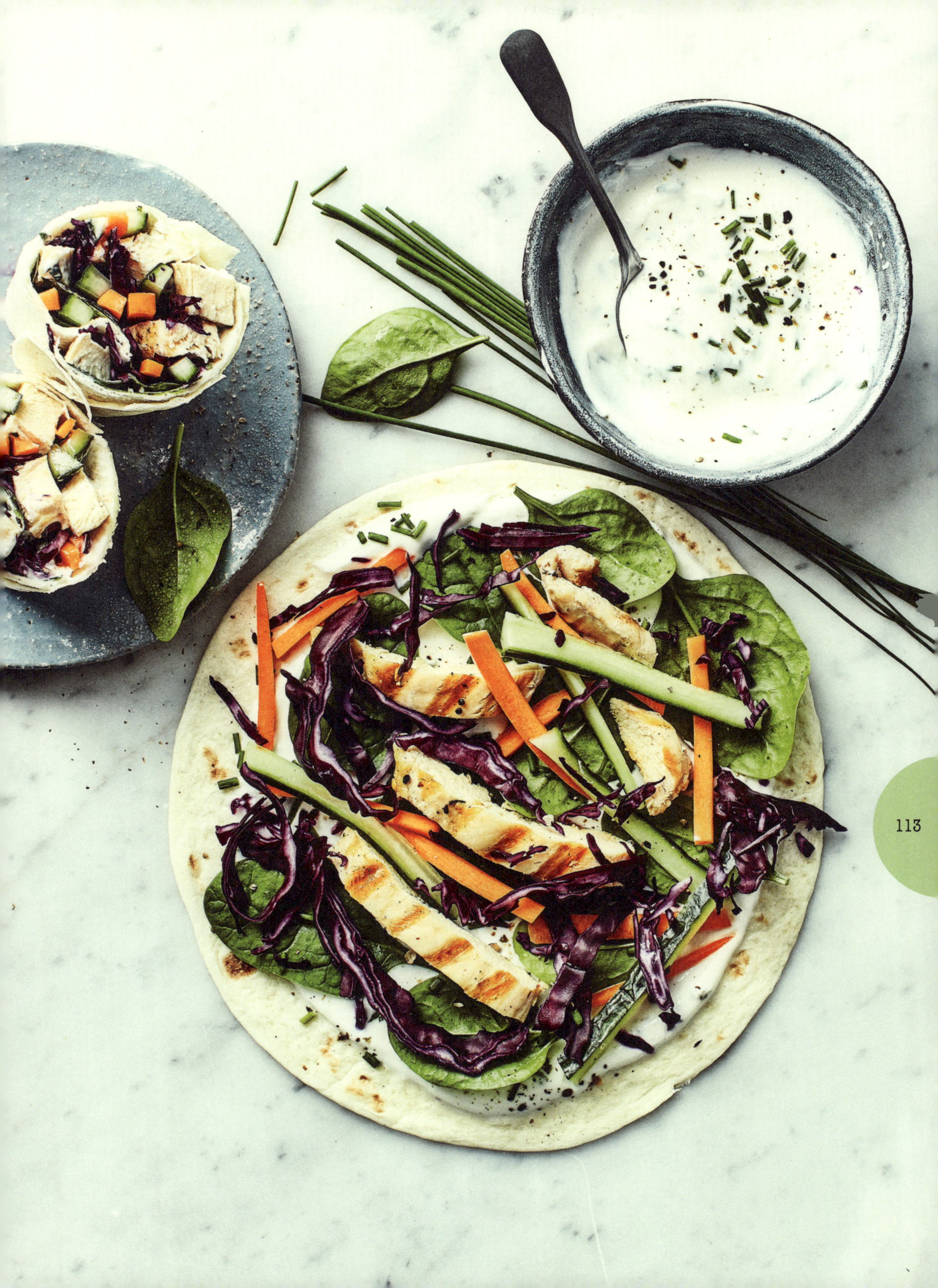

Boulettes de VIANDE HEALTHY À LA SAUCE TOMATE

Pour 1 personne

PRÉPARATION : 30 min
CUISSON : 30 min

- *130 g de bœuf haché (5 % de MG)*
- *150 g de tomates pelées en boîte (sans sucres ajoutés)*
- *50 g de spaghettis complets*
- *1 poignée de basilic*
- *1 oignon*
- *1 gousse d'ail*
- *200 g de crudités au choix*
- *Huile de colza*
- *Sel, poivre*

Lavez et ciselez le basilic. Dans un saladier, mélangez à la main la viande hachée avec la moitié du basilic. Salez, poivrez. Formez des boulettes de viande.

Hachez finement l'oignon et l'ail. Faites-les revenir à la poêle dans un filet d'huile jusqu'à ce qu'ils deviennent translucides. Ajoutez les tomates pelées et leur jus, salez et poivrez. Faites cuire à feu doux en remuant régulièrement.

Dans une petite poêle, faites cuire les boulettes de viande 10 min en les retournant, puis ajoutez-les à la sauce tomate et prolongez la cuisson de 10 min, jusqu'à ce que la sauce ait légèrement épaissi.

Pendant ce temps, faites cuire les spaghettis le temps indiqué sur le paquet dans de l'eau bouillante salée.

Dégustez les pâtes avec les boulettes à la sauce tomate, le tout parsemé du reste de basilic. Accompagnez d'un ramequin de crudités arrosées d'un filet d'huile.

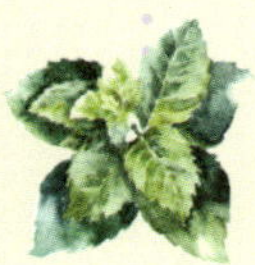

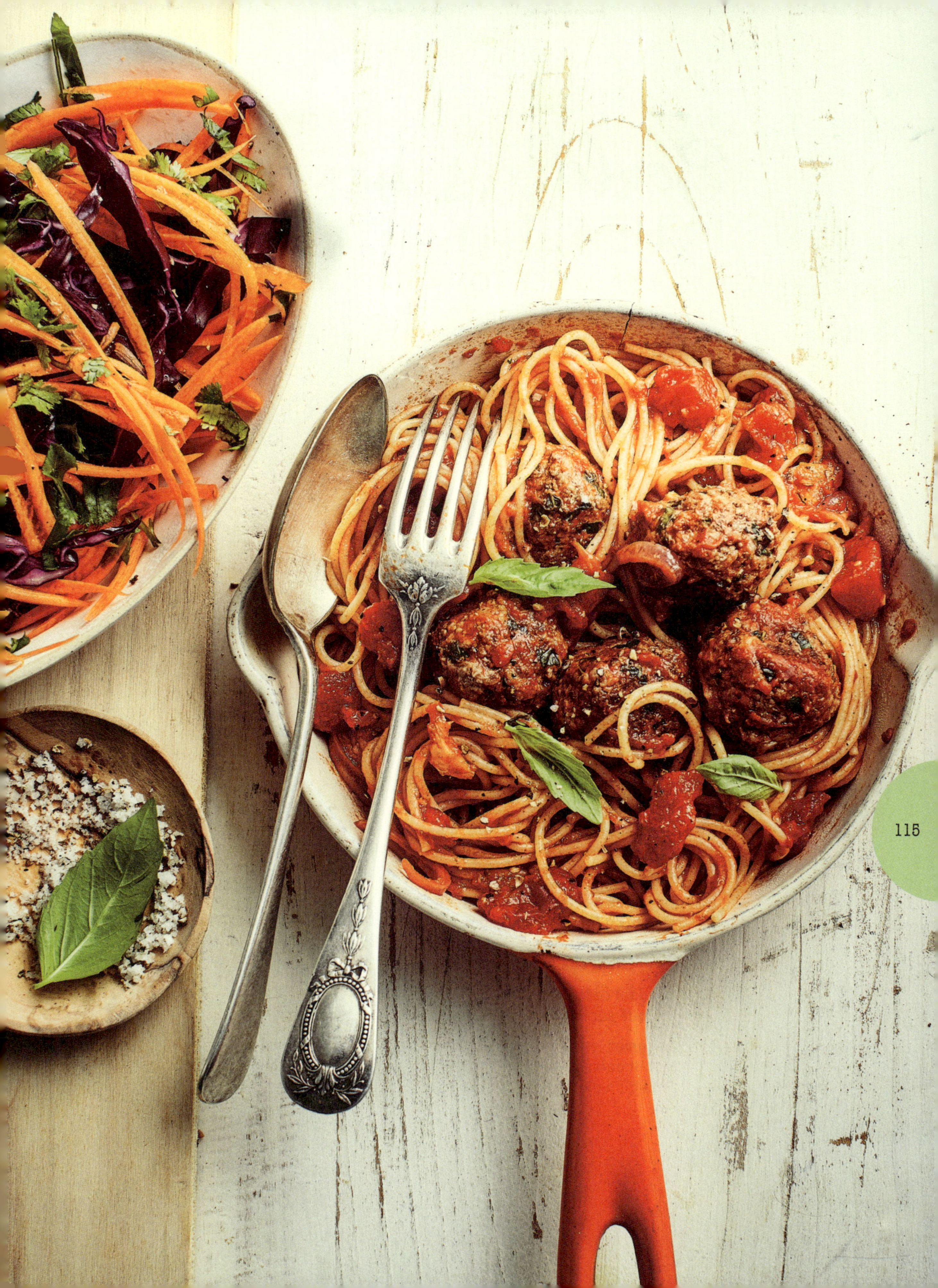

Moules À LA SAUCE TOMATE
ET FRITES HEALTHY DE PATATE DOUCE

Pour 1 personne

PRÉPARATION : 20 min
CUISSON : 30 min

- *400 g de moules nettoyées*
- *150 g de patate douce*
- *1 boîte de tomates concassées (sans sucres ajoutés) ou 4 tomates*
- *1 c. à café de paprika*
- *1 c. à café de cumin*
- *1 petit oignon*
- *1 gousse d'ail*
- *1 poignée de basilic*
- *1 c. à soupe d'huile de colza*
- *Sel*

Préchauffez le four à 180 °C et recouvrez une plaque de papier sulfurisé. Nettoyez la patate douce et coupez-la en bâtonnets d'1 cm de largeur.

Dans un saladier, mélangez les frites avec les épices et 1 pincée de sel, puis répartissez-les sur la plaque. Enfournez pour 30 min en les retournant à mi-cuisson.

Pendant ce temps, hachez l'oignon et l'ail. Faites-les revenir dans une grande sauteuse avec l'huile 2 minutes à feu doux. Ajoutez les tomates concassées et la moitié du basilic ciselé, puis faites revenir 5 min en remuant régulièrement.

Ajoutez les moules, couvrez et faites cuire 5 min, jusqu'à ce que les moules s'ouvrent (jetez celles qui sont restées fermées).

Mélangez bien les moules avec la sauce tomate et dégustez chaud avec les frites de patate douce, le tout parsemé de feuilles de basilic.

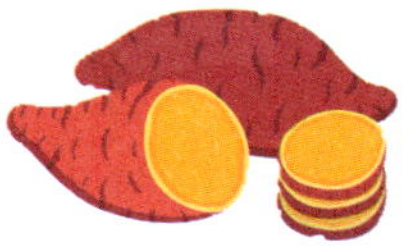

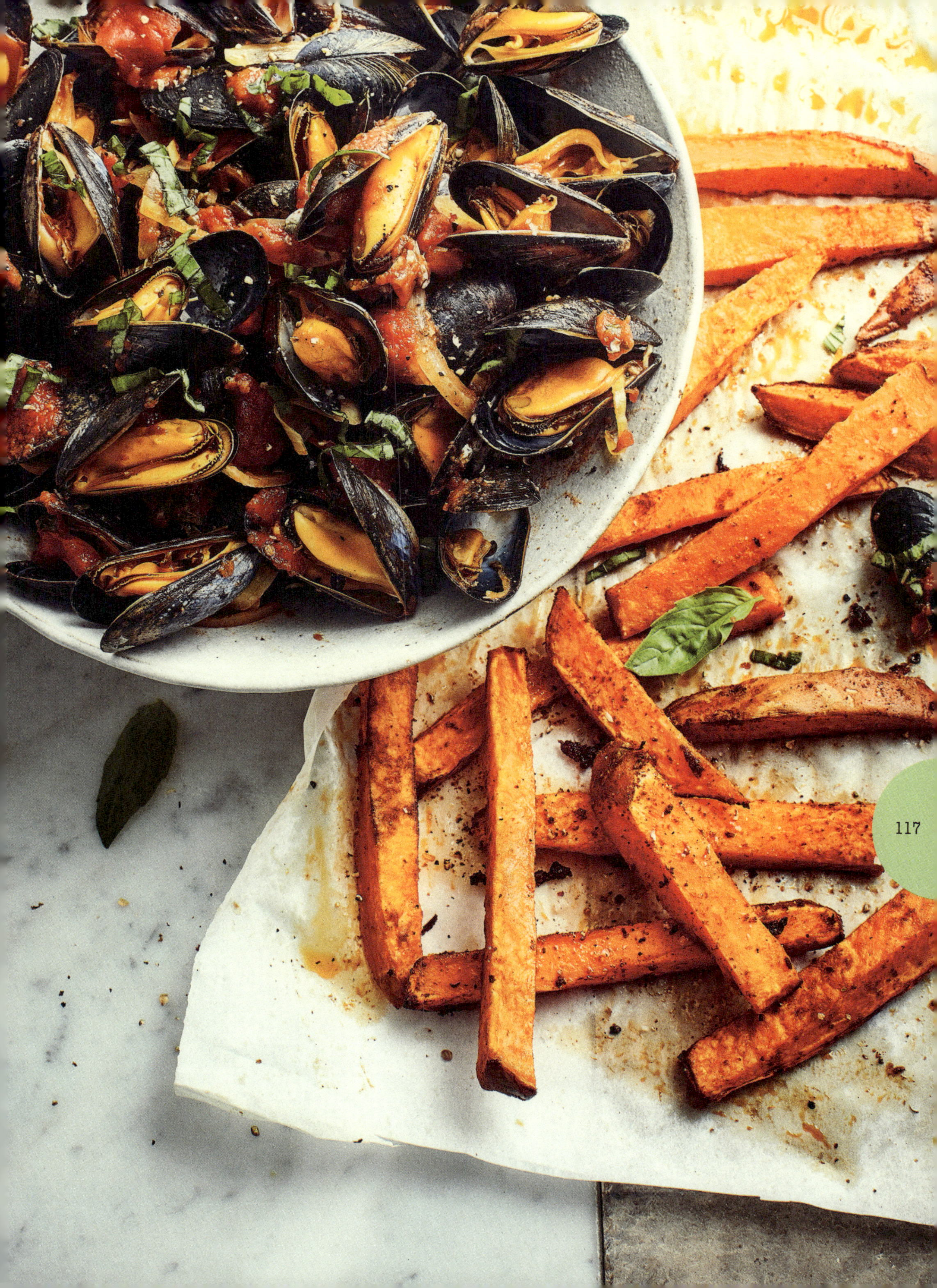

Pâtes complètes au pesto de brocoli

Pour 1 personne

PRÉPARATION : 25 min
CUISSON : 25 min

- *55 g de pâtes complètes*
- *150 g de brocoli*
- *1 gousse d'ail*
- *1 grosse poignée de basilic*
- *1 poignée de pignons de pin*
- *20 g de parmesan râpé*
- *1 c. à soupe d'huile d'olive*
- *Sel, poivre*

Lavez les fleurettes de brocoli. Faites-les cuire dans une casserole d'eau bouillante salée 15 min, jusqu'à ce qu'elles soient bien tendres. Avec une écumoire, sortez-les et égouttez-les. Réservez la casserole d'eau pour la cuisson des pâtes.

Dans le bol d'un mixeur, placez le brocoli, l'ail épluché, quelques feuilles de basilic, les pignons de pin, l'huile, 1 pincée de sel et 1 pincée de poivre. Mixez quelques dizaines de secondes jusqu'à obtenir un mélange homogène.

Faites bouillir la casserole d'eau et faites cuire les pâtes le temps indiqué sur le paquet (s'il n'y a pas assez d'eau, rajoutez-en). Égouttez-les et mélangez-les avec le pesto de brocoli.

Parsemez de parmesan râpé et de basilic avant de déguster.

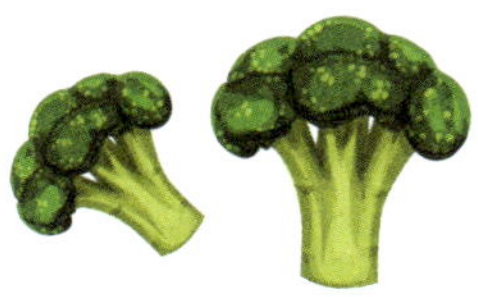

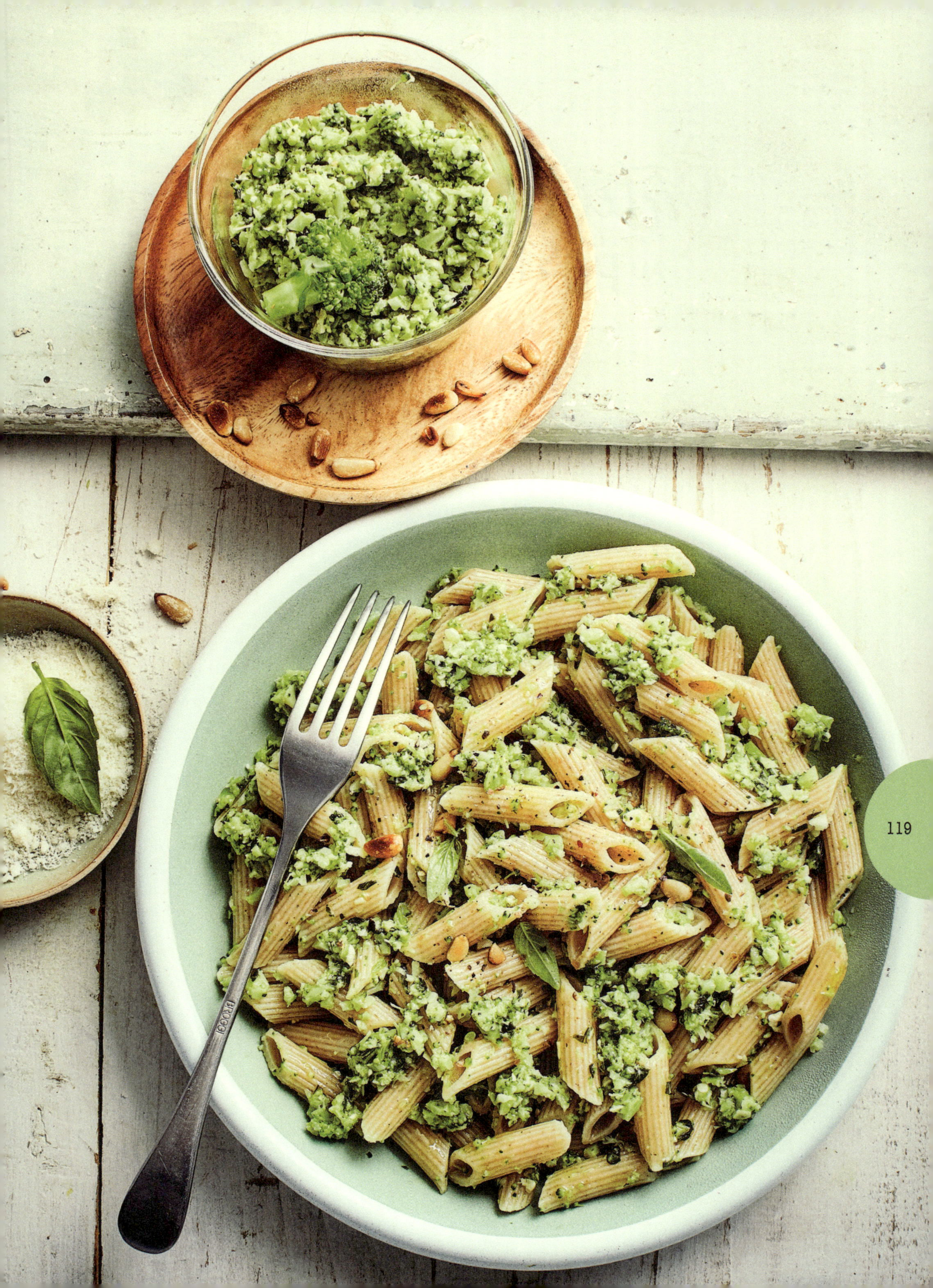

Pizza au pesto de courgette, mozzarella et asperges

Pour 2 personnes

PRÉPARATION : 25 min
REPOS : 2 h (si vous réalisez la pâte à pizza maison)
CUISSON : 30 min

- *1 rouleau de pâte à pizza à la farine complète maison (ou à commander à la boulangerie)*
- *250 g de mozzarella de bufflonne*
- *2 courgettes*
- *40 g de pignons*
- *1 c. à soupe de parmesan râpé*
- *1 petite botte d'asperges vertes*
- *quelques feuilles de roquette*
- *huile végétale (olive, lin, noix, colza...)*

Préparez votre garniture. Retirez les extrémités dures des asperges et coupez les courgettes en morceaux. Plongez les pointes d'asperge et les courgettes dans de l'eau bouillante salée et laissez cuire 5 min. Rafraîchissez sous l'eau froide et réservez les pointes d'asperges.

Mixez ensemble les courgettes cuites, les pignons, le parmesan et un filet d'huile d'olive. Salez, poivrez, puis réservez au frais. Égouttez la mozzarella et coupez-la en tranches.

Préchauffez le four à 230 °C. Déroulez la pâte à pizza sur la plaque du four chemisée de papier sulfurisé. Étalez dessus le pesto de courgette, puis parsemez de tranches de mozzarella ainsi que des pointes d'asperges.

Enfournez la pizza pour 20 min environ, jusqu'à ce que les bords soient croustillants. Parsemez de roquette et d'un filet d'huile d'olive avant de servir.

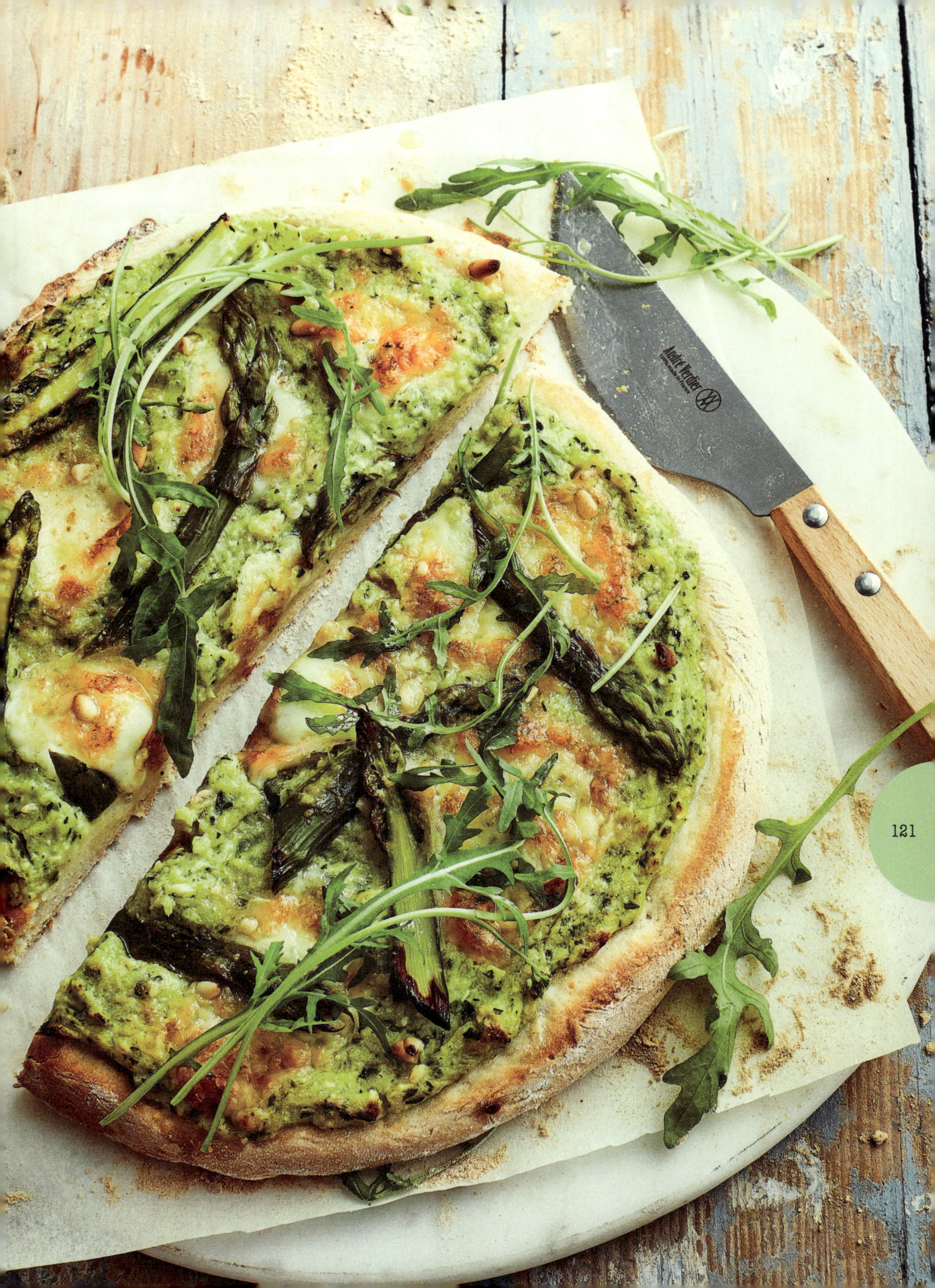

Pancakes HEALTHY MAISON

Pour 1 personne

PRÉPARATION : 15 min
CUISSON : 5 min

- *65 g de farine complète ou semi-complète (blé, épeautre ou sarrasin)*
- *¼ de sachet de levure chimique*
- *1 œuf*
- *7,5 cl de lait (animal ou végétal)*
- *Fruits frais de saison au choix*
- *Huile de colza (facultatif)*

Dans un bol, mélangez la farine et la levure. Ajoutez ensuite l'œuf battu et continuez à mélanger tout en versant petit à petit le lait.

Si la poêle accroche, huilez-la très légèrement, puis retirez l'excès d'huile avec du papier absorbant.

Faites chauffer la poêle à feu doux, puis étalez une louche de la pâte dans la poêle. Lorsque les bulles apparaissent sur le pancake, retournez-le et laissez-le cuire encore 1 min de l'autre côté. Répétez l'opération jusqu'à épuisement de la pâte.

Déposez les pancakes dans une assiette et accompagnez-les de fruits.

Les pancakes sont délicieux avec des fruits rouges.

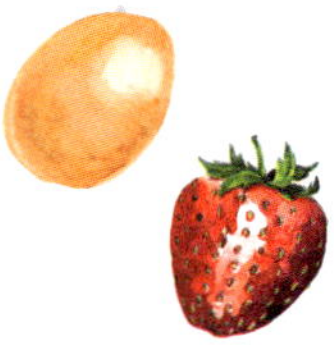

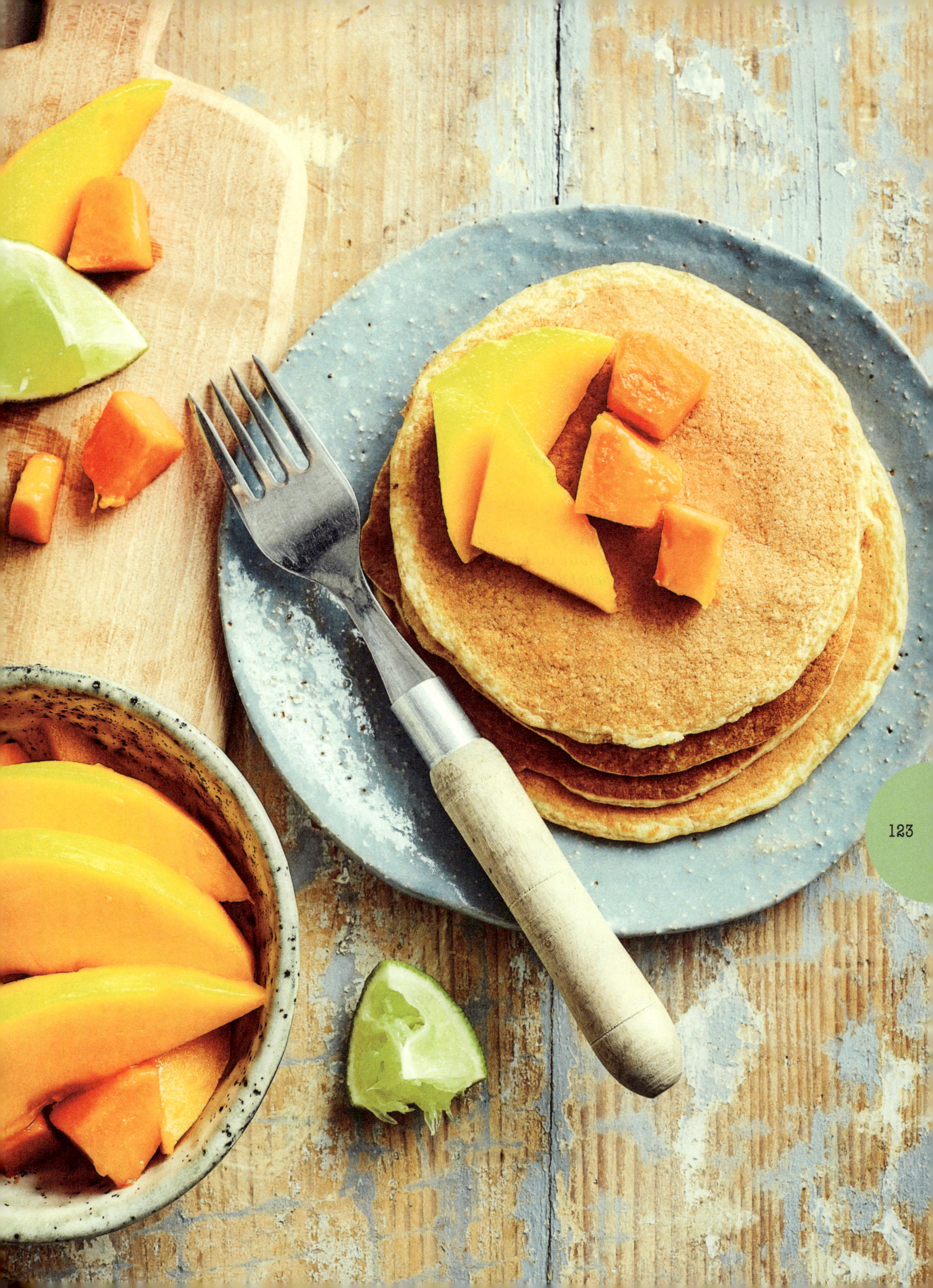

Muffins GOURMANDS À LA BANANE ET AU CŒUR FONDANT AU CHOCOLAT NOIR

Pour 3 personnes

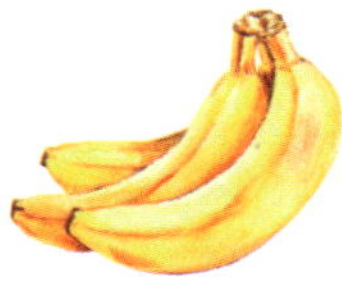

PRÉPARATION : 15 min
CUISSON : 20 min

- *½ banane (40 g)*
- *3 carrés de chocolat noir pâtissier à 70 % de cacao*
- *2 œufs (1 entier + 1 blanc)*
- *40 g de fromage blanc 0 %*
- *50 g de farine complète ou semi-complète*
- *1 c. à café de levure chimique*
- *2 c. à café de sucre non raffiné complet*

Préchauffez le four à 180 °C. Écrasez la banane avec une fourchette dans un bol. Battez les œufs et ajoutez-les dans le bol.

Ajoutez ensuite le fromage blanc, la farine, la levure et le sucre. Mélangez bien au fouet.

Beurrez 3 moules à muffins et versez-y la préparation. Enfoncez 1 carré de chocolat au milieu de chaque muffin. Enfournez pour 20 min.

Attendez quelques minutes avant de démouler et servez chaud pour que le cœur soit encore fondant.

Ne consommez pas plus d'un muffin par jour.

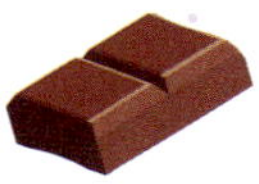

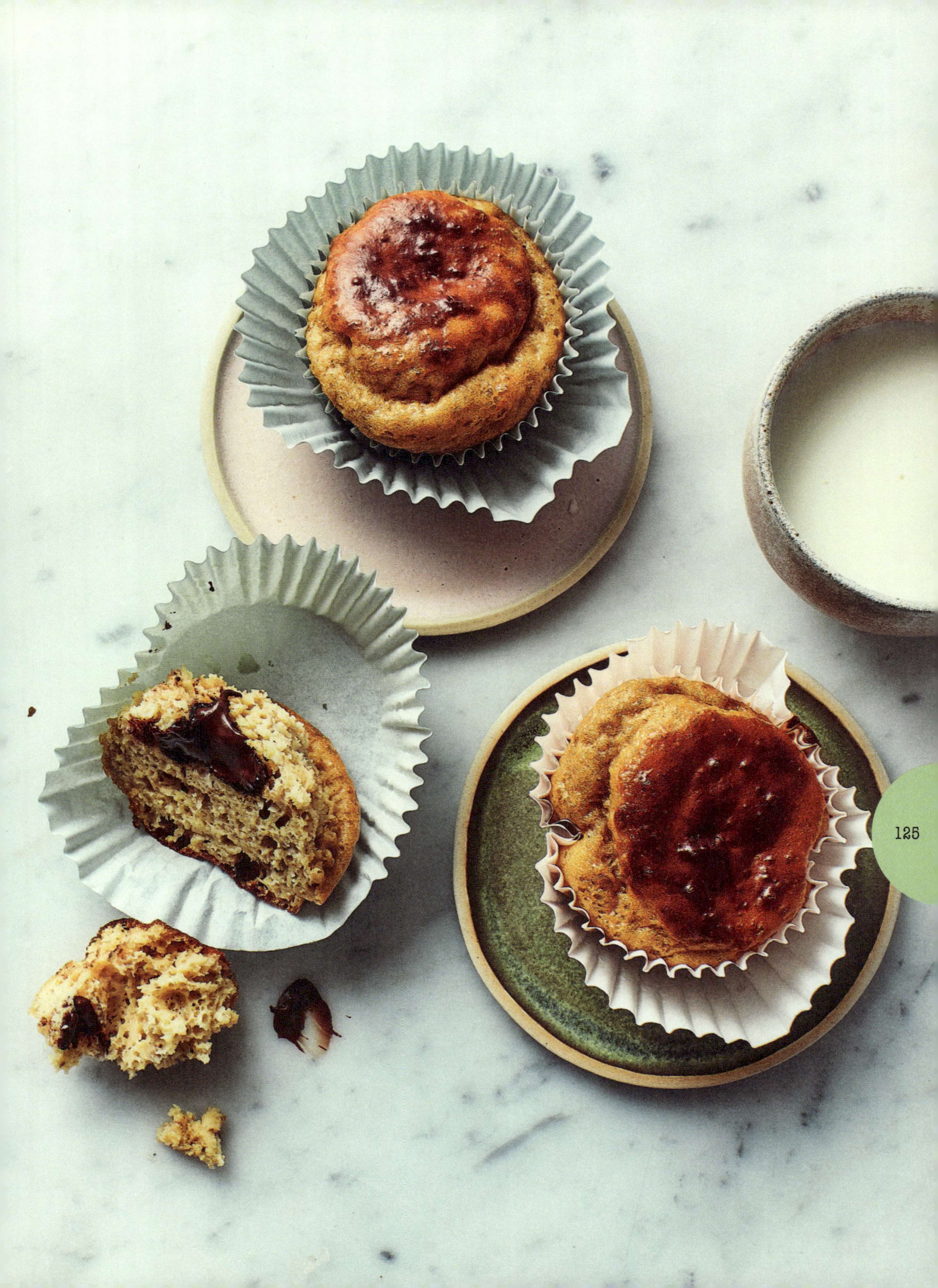

Cheesecake aux FRUITS ROUGES

Pour 1 personne

PRÉPARATION : 10 min
RÉFRIGÉRATION : 1 h

- *1 poignée de fruits rouges (ou fruits de saison au choix)*
- *60 g de fromage frais 0 %*
- *30 g de fromage blanc 0 %*
- *2 c. à café de beurre*
- *25 g de biscuits type petits-beurre (2 ou 3 biscuits, si possible à la farine de sarrasin)*
- *1 pincée de cannelle*
- *1 c. à café de jus de citron*
- *1 c. à café de sucre non raffiné complet*
- *1 petite poignée de menthe*

Faites fondre le beurre 10 sec au micro-ondes dans un verre. Émiettez les biscuits et mélangez-les au beurre avec la cannelle dans le verre. Réservez au frais.

Fouettez le fromage frais avec la moitié du jus de citron, le fromage blanc et le sucre. Remplissez le verre avec ce mélange. Replacez au moins 1 h au frais.

Pendant ce temps, mélangez les fruits rouges avec la menthe ciselée et le reste de jus de citron. Réservez au frais.

Dégustez le cheesecake recouvert du mélange aux fruits rouges.

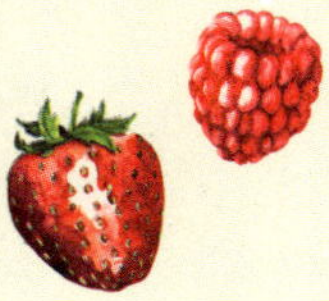

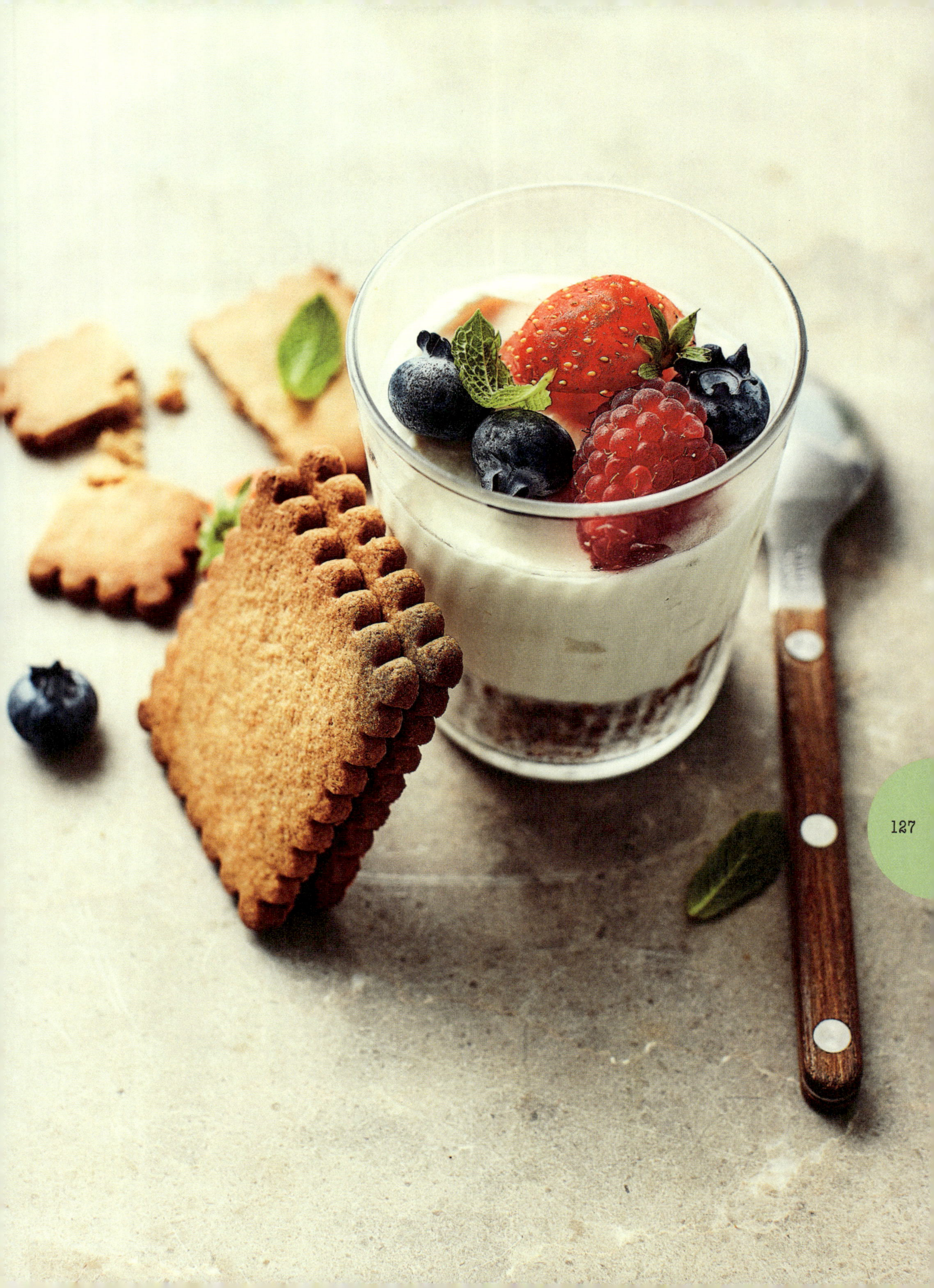

Mousse au CHOCOLAT NOIR

Pour 1 personne

PRÉPARATION : 15 min
CUISSON : 2 min
RÉFRIGÉRATION : 3 h

- *40 g de chocolat noir pâtissier à 70 % de cacao au moins*
- *2 œufs (1 entier + 1 blanc)*
- *1 pincée de sel*

Cassez le chocolat en morceaux et faites-le fondre dans une casserole avec 1 c. à soupe d'eau. Retirez la casserole du feu.

Séparez le blanc des jaunes d'œufs. Ajoutez 1 jaune dans le chocolat fondu en mélangeant bien.

Montez les blancs en neige bien ferme avec le sel. Incorporez-les très délicatement à la préparation au chocolat.

Versez dans un bol et laissez prendre au moins 3 h au frais.

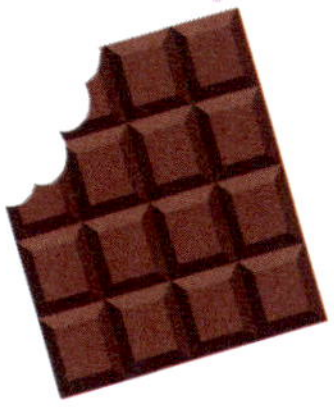

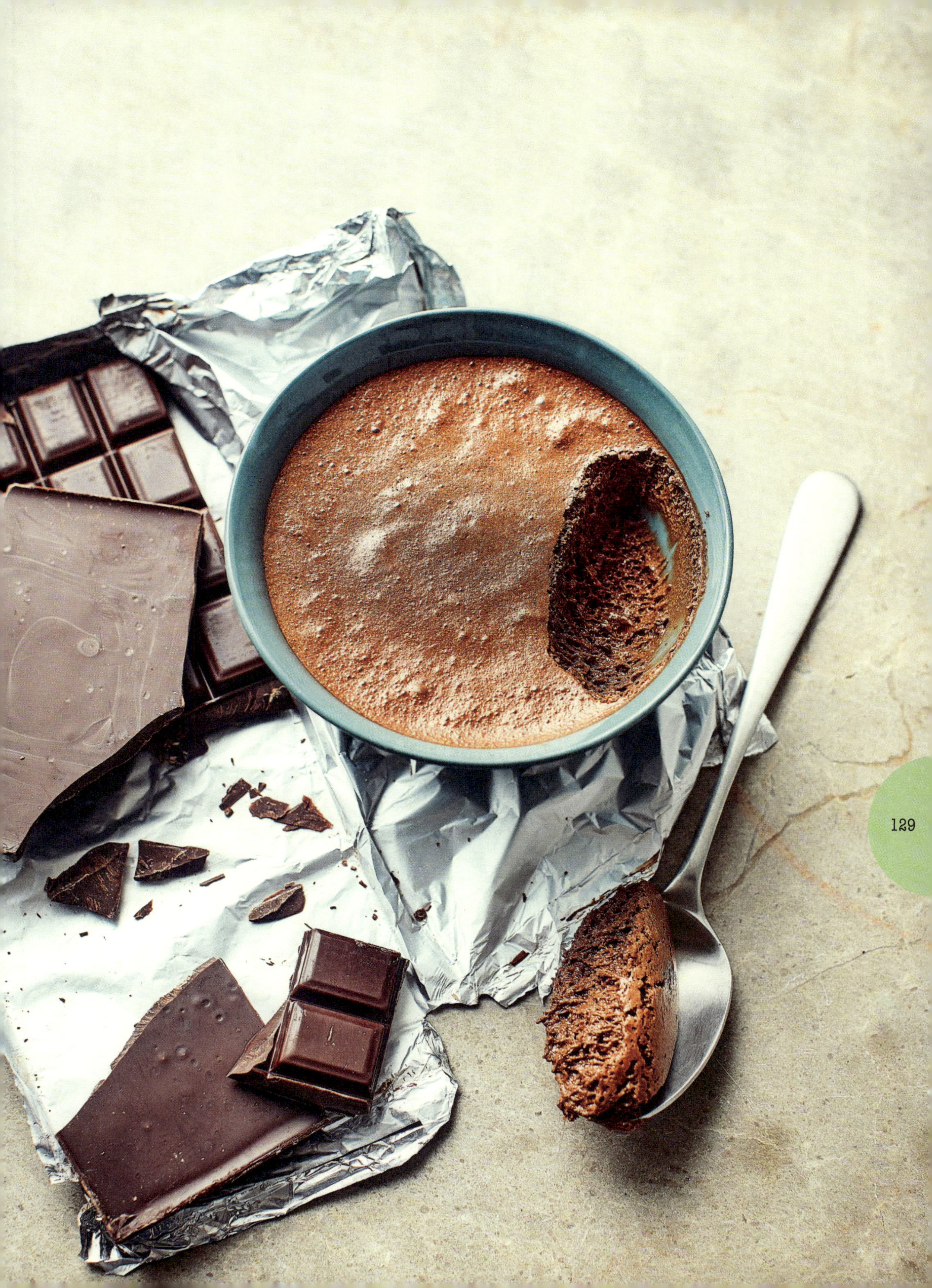

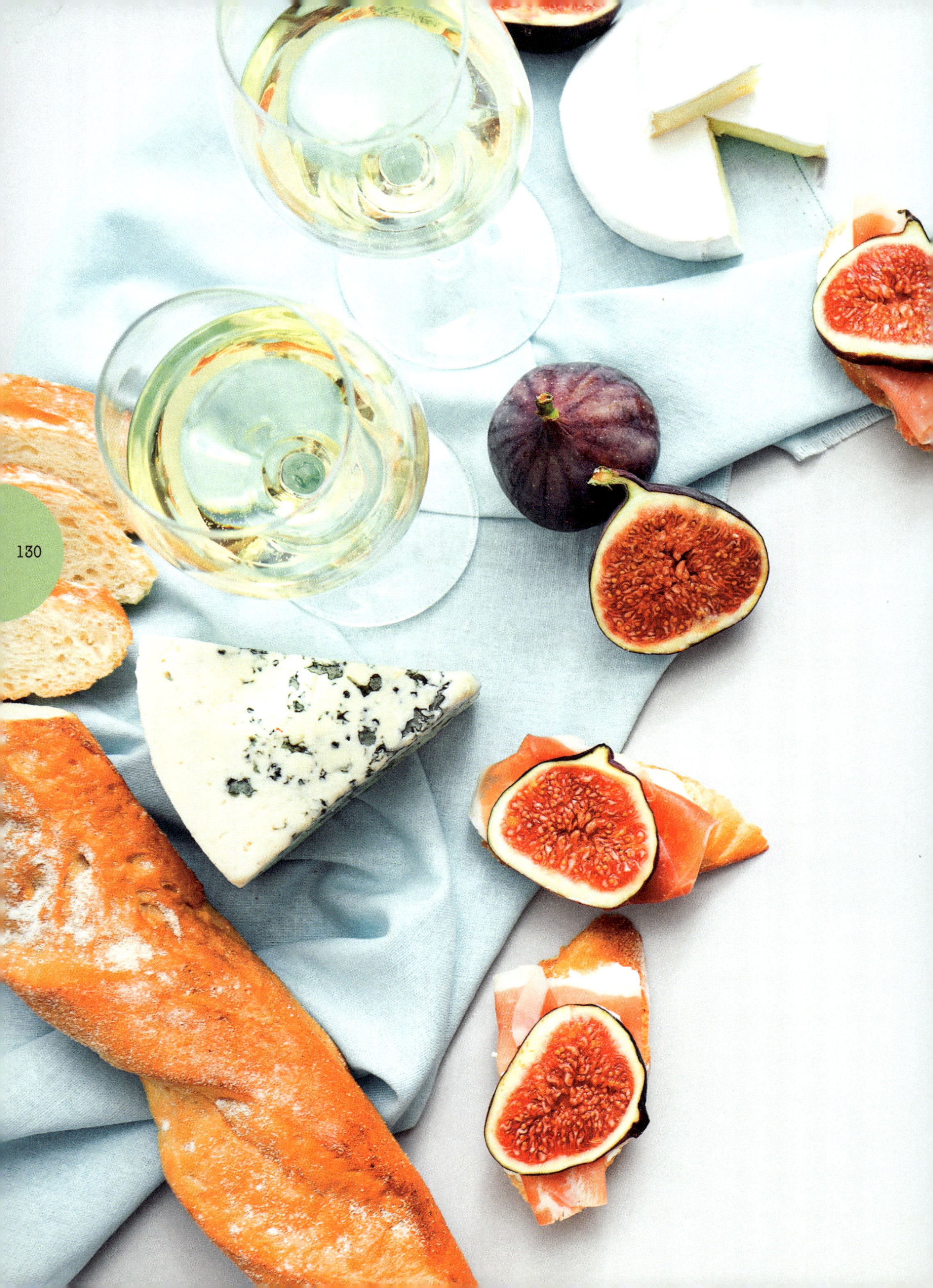

ÉTAPE 5

JE GARDE UNE VIE *sociale*

ON SORT *ce soir* ?

Lorsqu'on se met à vouloir perdre du poids, on pense souvent à tort qu'on doit renoncer à sa vie sociale, que l'on n'ira plus au restaurant ou chez des amis. Pourtant, c'est faux, il suffit d'avoir les bonnes astuces... Il n'est pas question de faire une croix sur des bons moments à partager en famille ou entre amis. Si vous vous empêchez de faire des choses, votre régime va vous sembler très difficile, et le moral ne va pas aller... et du coup, vous allez craquer et sûrement renoncer ! Alors, pour garder le moral, voici quelques astuces pour tenir son rééquilibrage alimentaire sans se priver de vie sociale.

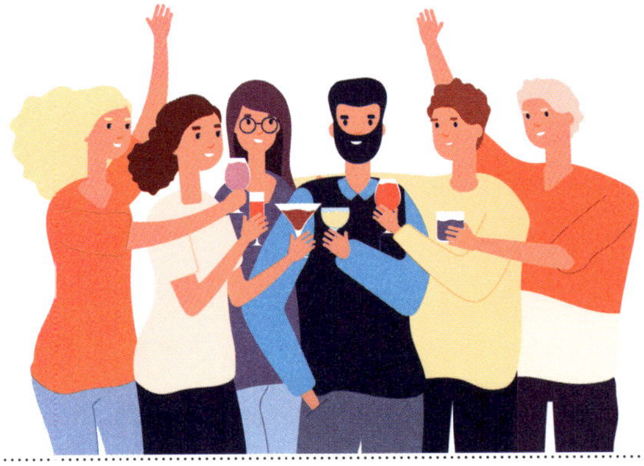

QUAND JE SUIS AU RESTAURANT

Lorsque vous mangez au restaurant, il n'est pas difficile de se rapprocher d'une alimentation saine et équilibrée.

En plus, nous avons de la chance : de plus en plus de restaurants avec des cartes *healthy* ouvrent leurs portes !

Tout d'abord, pensez à choisir un plat avec une source de protéines (viande, poisson, œuf), une source de féculents (riz, quinoa, purée...) et surtout une source de légumes importante.

Je vous conseille même de demander lors de la commande une grosse assiette de légumes avec une petite portion de riz par exemple.

Préférez également les viandes et les poissons grillés plutôt que les plats en sauce qui risquent d'être très gras. Il peut être également intéressant de demander l'huile ou l'assaisonnement à part pour pouvoir gérer sa quantité de matières grasses.

En attendant votre plat, ne vous jetez pas sur le pain, commandez plutôt un Perrier® citron ou un jus de tomate, qui vous rempliront l'estomac sans vous faire grossir !

Si vous avez envie d'un dessert, optez pour une salade de fruits.

Cependant, si les sorties au restaurant restent exceptionnelles et que vous choisissez ce moment pour vous faire plaisir, n'hésitez pas à prendre quelque chose qui vous fasse vraiment envie, mais contentez-vous d'une seule : un verre de vin, un dessert au chocolat ou une part de pizza en entrée. Et surtout, prenez plaisir à le boire ou à le manger.

ET SI JE SUIS INVITÉ CHEZ DES AMIS ?

Allez-y, il n'est pas question de se priver d'un repas festif avec des amis !
Auparavant, proposez d'apporter à la personne qui vous invite l'apéritif ou le dessert.
Si elle accepte, bingo ! Vous pouvez alors apporter quelque chose de healthy, et c'est déjà ça de gagné.

- À l'apéritif, préférez à un verre de vin un jus de fruits ou de légumes, ou de l'eau pétillante.
- Si votre hôte propose en entrée quelque chose de gras, prenez-en, mais ne vous reservez pas.
- Lors du plat, au moment du service, gérez les quantités : demandez une petite portion de féculents et beaucoup de légumes.
- Pour le fromage, préférez les moins gras (cancoillotte, camembert, chèvre frais), pas ceux qui sont trop gras (beaufort, roquefort, emmental, gouda, ossau-iraty...) et prenez seulement quelques petits morceaux avec de la salade.
- Si vous n'avez pas apporté le dessert et qu'il s'agit d'un gâteau par exemple, ne vexez pas votre hôte en le refusant, mais demandez une petite part.
- Un petit café ? D'accord, mais sans sucres, sans chocolats et sans mignardises. Ce serait dommage de tout gâcher sur la dernière ligne droite non ?

JE BOIS QUOI À L'APÉRITIF ?

Quand on veut perdre du poids, l'apéritif est sûrement le pire moment. On passe un bon moment, on discute, on oublie sa journée de travail et on se jette vite sur un verre de vin, une bière, un cocktail, les cacahuètes et les chips ! On le sait, les alcools sont très caloriques, car ils sont bourrés de sucres. Une des choses à retenir est que plus l'alcool est fort, plus il est calorique. On oublie donc les cocktails très sucrés comme le mojito ou le margarita qui sont de véritables bombes caloriques : pour vous donner une idée, un cocktail équivaut environ à 7 coupes de champagne... oui, ça fait beaucoup ! On bannit également les alcools forts (whisky, rhum, cognac...) qui explosent également le compteur calories.

Si vous avez exceptionnellement envie de boire de l'alcool, **préférez du cidre, une bière, une coupe de champagne ou un verre de vin avec beaucoup de glaçons.**
Limitez-vous a un verre seulement, dégustez-le tranquillement et profitez. Il faut que votre consommation d'alcool reste exceptionnelle !
Je vous conseille évidemment de vous pencher sur des boissons les moins sucrées possible (sans alcool et sans sucres). Dans l'idéal, optez pour un Perrier® avec un jus de citron, un jus de tomate ou un jus de légumes.

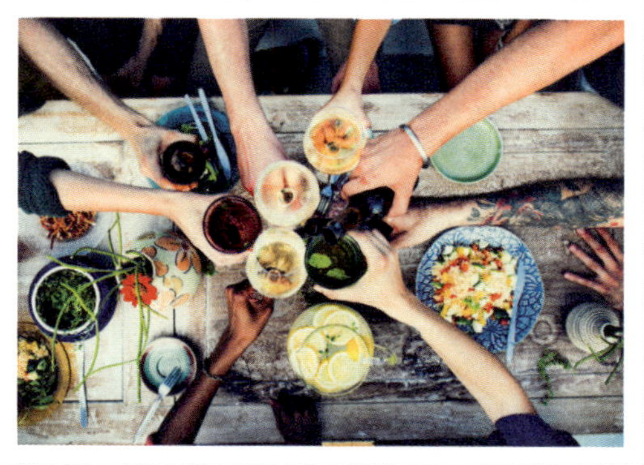

ET SI TOUT LE MONDE VEUT COMMANDER LA MÊME CHOSE À MANGER ?

Il arrive de se retrouver dans la situation où tous veulent des sushis, une pizza ou même des hamburgers... et là, dans votre tête, c'est le drame. Vous avez l'impression que vous allez ruiner tous vos efforts.

- Si vous commandez des sushis, alors n'en consommez pas plus de 8. Préférez les sushis à base de poisson maigre ou de fruits de mer (daurade, crevettes) ainsi que les sushis végétariens (avocat, concombre, carotte...).
Le top du top, c'est encore d'opter pour des sashimis (des simples tranches de poisson cru) avec du riz sans sauce et une salade de légumes. Essayez au maximum de faire l'impasse sur les sauces qui sont souvent trop salées ou trop sucrées.

- Si c'est pizza pour tout le monde, préférez-la à la sauce tomate et non à la crème fraîche.
Pour limiter au maximum les calories, choisissez une pizza dans laquelle on retrouve des oignons, des légumes (artichauts, poivrons, courgettes, tomates...) et peu de fromage. Éventuellement, vous pouvez choisir une pizza garnie de viande maigre (poulet, jambon...).
Évitez au maximum les pizzas aux trois ou quatre fromages, celles aux lardons et aux viandes grasses. Évidemment, limitez la quantité : essayez de ne pas dépasser 3 parts de pizza et accompagnez le plat d'une salade verte.

- Si vous optez pour une livraison de hamburgers, choisissez un burger qui vous fait plaisir (si vous y arrivez, préférez un hamburger avec le moins de fromage possible), mais par contre, faites l'impasse sur les frites et les sauces. Dans le hamburger, il y a déjà du pain : pas besoin de rajouter des frites... Prenez plutôt une salade.
Évitez également les sodas et les jus de fruits trop sucrés, prenez de l'eau.

LES BOISSONS *alcoolisées*

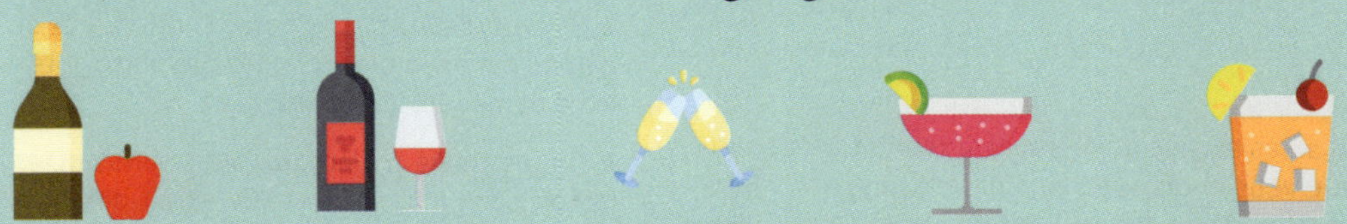

- 1 verre de cidre = 30 kcal
- 1 verre de vin rouge = 50 kcal
- 1 coupe de champagne = 80 kcal
- 1 verre de cosmopolitain = 200 kcal
- 1 verre de whisky = 238 kcal

JE FAIS QUOI LE LENDEMAIN D'UN REPAS TROP COPIEUX ?

Après une soirée raclette, fondue, charcuterie-fromage ou pizza, autant vous dire que le lendemain est difficile : le poids sur la balance est monté en flèche, votre teint est blanc, vous vous sentez lourd, ballonné, fatigué, votre transit est compliqué... bref rien ne va !

La première idée qui nous vient en tête à ce moment-là est de jeûner pour équilibrer la balance. C'est ultra FAUX. Il ne faut sauter AUCUN repas, et encore moins après un repas trop copieux. Vous risquerez de stocker les mauvaises graisses de la veille et de vous jeter sur la nourriture en fin de journée, car vous aurez faim. C'est sûrement la pire idée après un repas trop copieux.

Mais alors, comment rééquilibrer intelligemment ?

Pas de panique, voici quelques astuces pour que tout rentre dans l'ordre :

1 BIEN VOUS HYDRATER

C'est une des premières choses à faire. L'eau va purifier votre corps et éliminer les toxines. Et si vous avez un peu abusé sur l'alcool, ça va vous aider à diminuer votre mal de tête !
Pensez à boire de l'eau tout au long de la journée. Un jus de citron et un thé vert peuvent également vous aider à éliminer les toxines et à retrouver une bonne digestion.

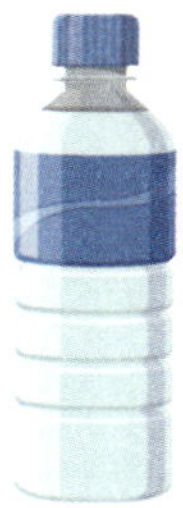

2 REPRENDRE UNE ALIMENTATION ÉQUILIBRÉE ET NON GRASSE

Pendant 48 heures, il sera bien de supprimer complètement de votre alimentation les aliments trop gras (fritures, charcuterie...) et les produits trop sucrés (chocolat, pâtisseries, biscuits...).
À l'inverse, pensez à favoriser les protéines maigres (viandes blanches, poissons blancs, œufs) et à manger en quantités suffisantes des fruits et légumes.
Les plats diurétiques (soupes, bouillons, fruits et légumes) vous aideront à éliminer, donc n'hésitez pas à en consommer !

GARDER LA LIGNE EN VACANCES

Les vacances sont souvent synonymes de restaurants, barbecues, apéritif aux spécialités culinaires locales. Autrement dit, les vacances sont LA vraie bête noire des régimes alimentaires.

Alors, faut-il renoncer à se faire plaisir ? Bien sûr que non... par contre, il est bien de limiter les excès.

Ce que je vous conseille, c'est de vous organiser : faites un point sur les activités de la semaine (restaurant, barbecue, apéritif...) et choisissez :

- **Pour un week-end de 3 jours : 2 repas « plaisir ».**
- **Pour des vacances d'une semaine : 3 repas « plaisir ».**

Ce sont des repas où vous vous faites réellement plaisir, car il ne faut pas oublier que ce sont vos vacances.

Pour les autres repas, continuez à suivre votre rééquilibrage alimentaire en vous rapprochant au maximum d'un repas équilibré qui, je vous le rappelle, est constitué d'une grosse portion de légumes, d'une portion de protéines et d'une portion de féculents complets ou semi-complets.

Les vacances sont aussi l'occasion de faire de l'activité physique. N'hésitez à proposer à votre famille ou à vos amis de pratiquer un sport qui vous plaît. En plus d'éliminer, vous passerez un bon moment. Essayez aussi de vous déplacer au maximum à pied plutôt que de prendre des taxis !

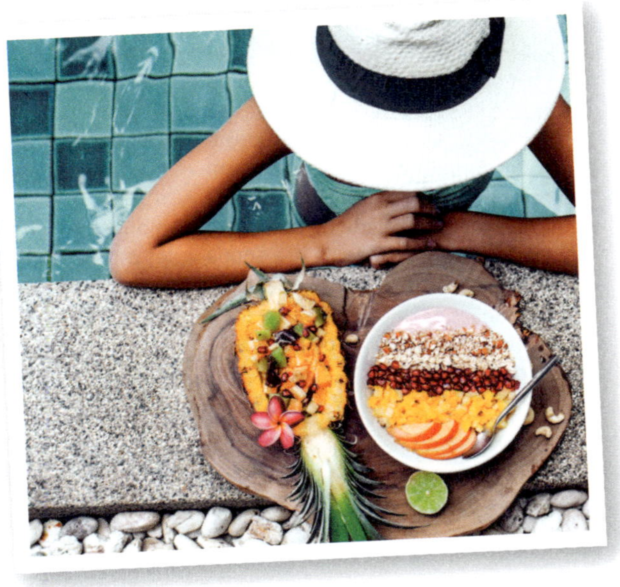

SOIRÉE JAPONAISE *maison* ET *healthy*

Préparez vous-même un dîner nippon, healthy et original !

ENTRÉE

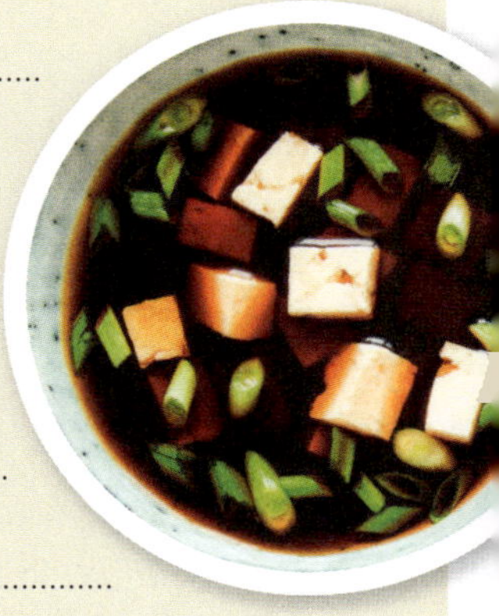

Soupe miso (pour 4 personnes)

Épluchez et râpez 2 carottes. Faites bouillir 80 cl d'eau, ajoutez 2 c. à soupe de dashi (en épicerie japonaise ou magasin bio) et mélangez bien jusqu'à dissolution. Ajoutez les carottes et laissez cuire 6 à 8 min. Ajoutez 4 c. à soupe de pâte miso et 1 poignée d'algues séchées. Laissez frémir environ 2 min. Coupez 200 g de tofu en cubes, répartissez-les dans 4 bols puis versez dessus le bouillon très chaud.

PLAT PRINCIPAL, AU CHOIX

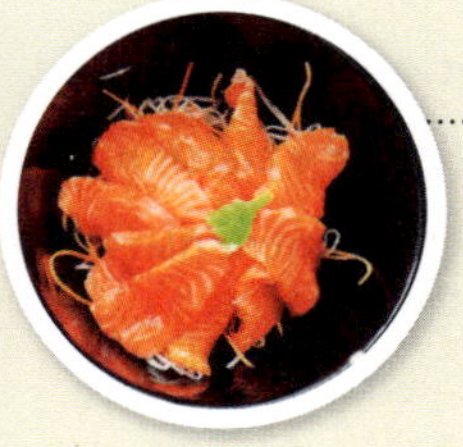

Sashimis de saumon

ET SALADE DE CHOU À LA JAPONAISE

(pour 4 personnes)

Placez 1 petit chou blanc finement émincé dans un saladier rempli d'eau avec 1 c. à soupe de sel pendant 20 min. Faites chauffer à feu doux 30 cl de vinaigre de riz dans une casserole avec 3 c. à soupe de sucre et ½ c. à café de sel. Égouttez le chou, replacez-le dans le saladier, arrosez de la marinade et placez au réfrigérateur 1 h. Placez 600 g de filet de saumon débarrassé de sa peau et de ses arêtes au congélateur pour le même temps. Découpez le filet de saumon en pavés de 5 cm de largeur environ, puis en lamelles de 2 cm. Assaisonnez la salade de chou avec 2 c. à soupe de nuoc-mâm, 1 c. à soupe d'huile de sésame, 2 c. à soupe d'huile de tournesol et 1 c. à café de sauce soja. Servez-la avec les lamelles de poisson et un peu de wasabi.

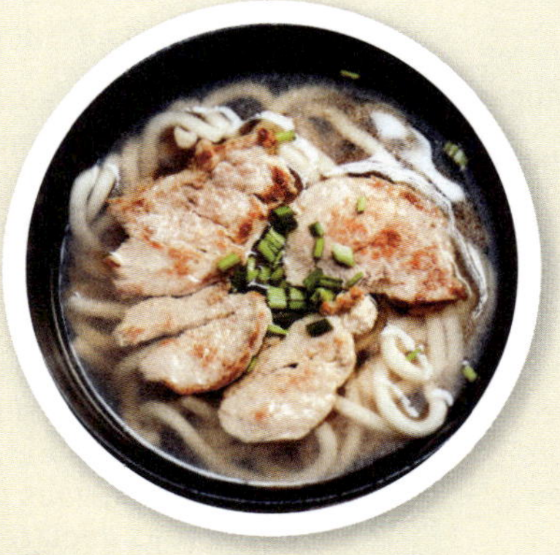

Ramen au porc

(pour 4 personnes)

Coupez 200 g de filet mignon de porc en tranches très fines. Faites-les revenir quelques minutes dans une poêle avec 3 c. à soupe d'huile d'olive puis réservez. Faites bouillir 60 cl d'eau, ajoutez 1 cube de bouillon de volaille et 4 c. à soupe de sauce soja. Ajoutez 600 g de pâtes ramen et faites cuire 3 min. Ajoutez les tranches de porc et 3 ciboules hachées. Servez bien chaud.

Poêlée de tofu

ET SHIITAKÉS

(pour 4 personnes)

Faites revenir une gousse d'ail écrasée dans une poêle avec 2 c. à soupe d'huile végétale. Ajoutez 250 g de tofu coupé en cubes ainsi que 3 choux pak choï coupés en deux dans le sens de la longueur. Lorsque le tofu est doré, ajoutez 1 boîte de champignons shiitakés égouttés et laissez cuire 5 min. Arrosez de 4 c. à soupe de sauce soja avant de servir.

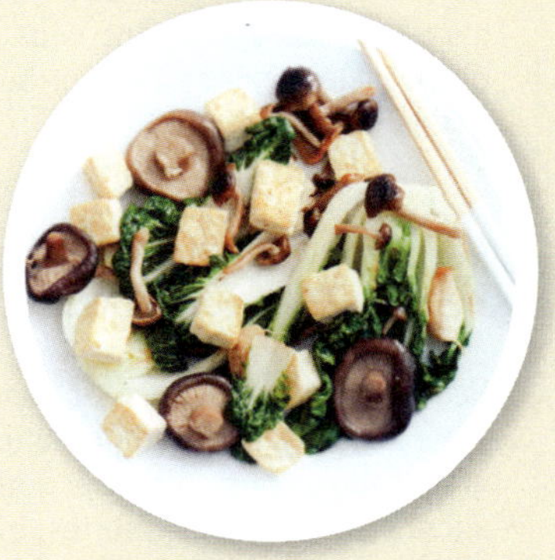

DESSERT

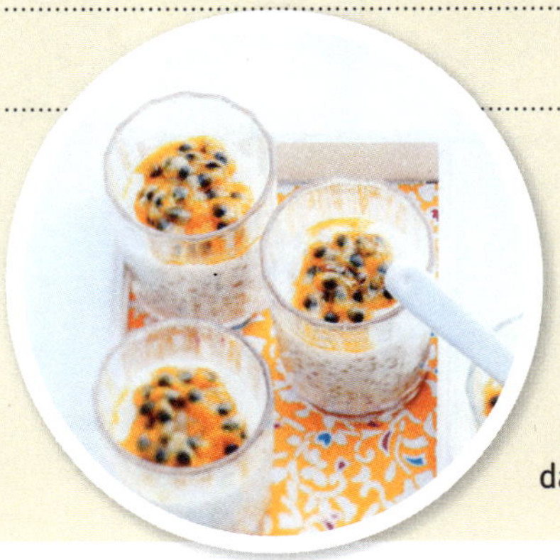

Tapioca au lait de coco et Passion

(pour 4 personnes)

Dans une casserole, portez à ébullition 50 cl de lait écrémé avec 40 cl de lait de coco. Ajoutez 30 g de sucre non raffiné, les grains d'une gousse de vanille et 60 g de tapioca. Laissez cuire à feu doux environ 8 min sans cesser de remuer la préparation. Versez-la dans 4 verrines et répartissez dessus la chair de 3 fruits de la Passion.

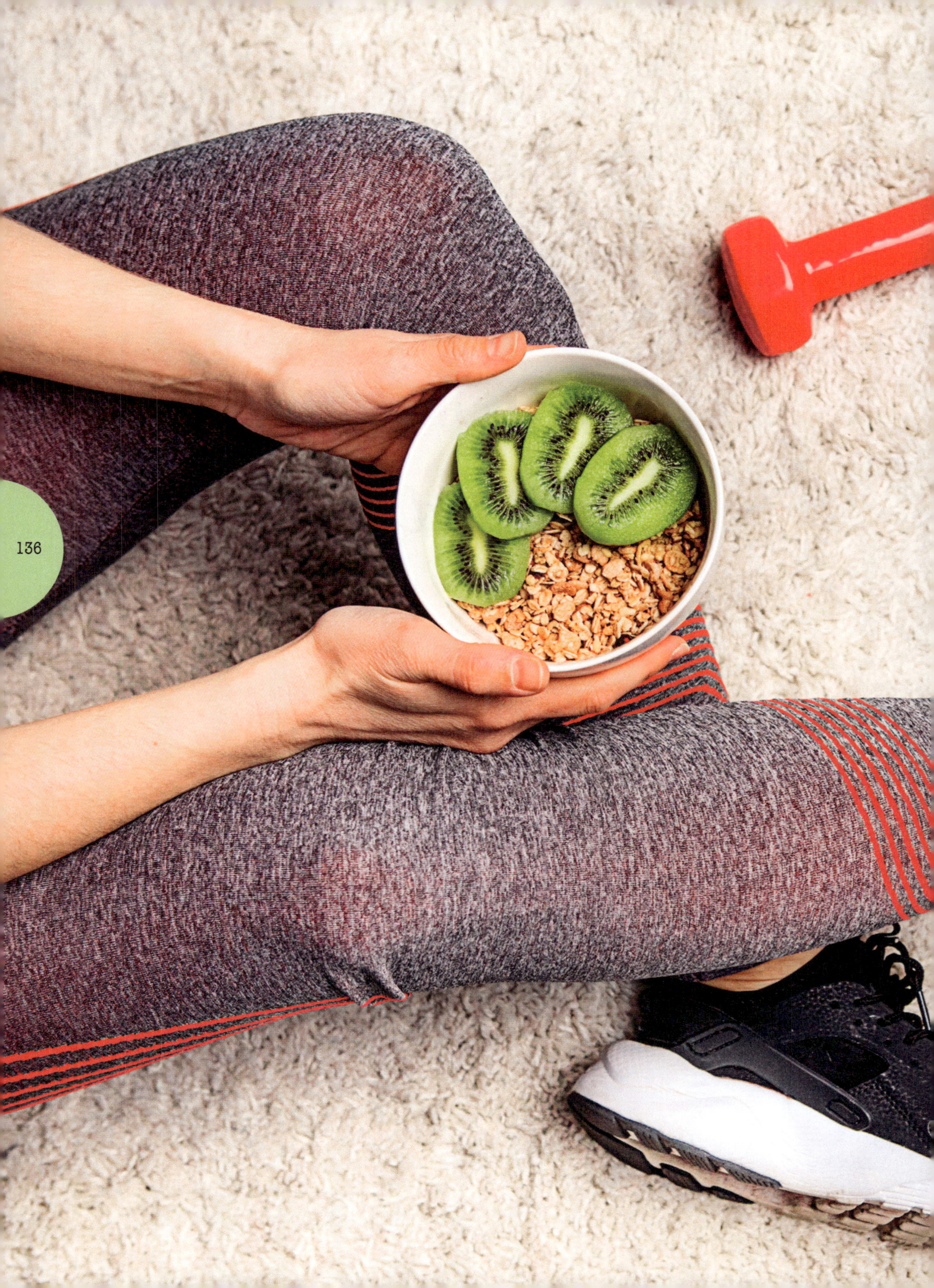

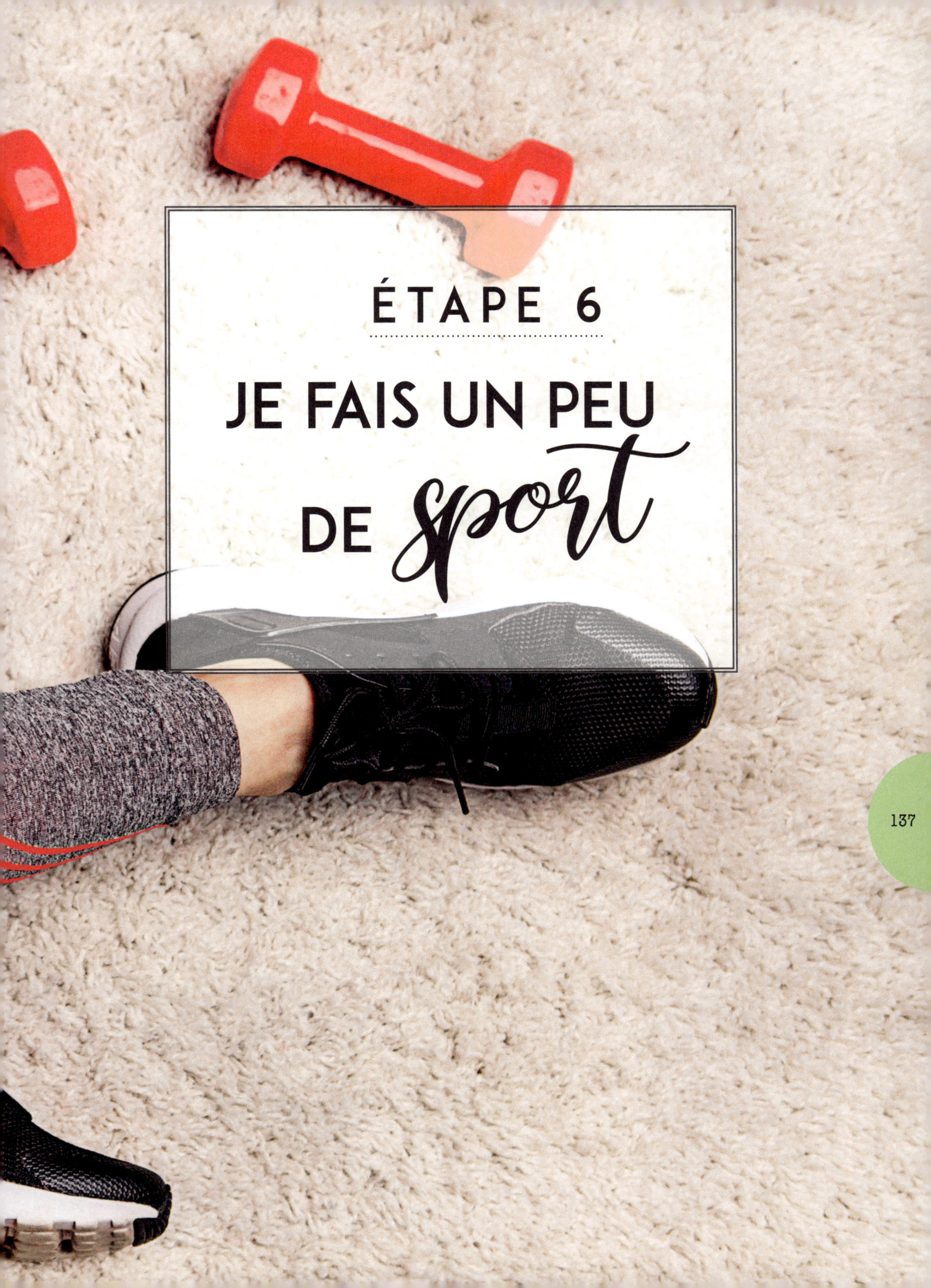

ÉTAPE 6

JE FAIS UN PEU DE *sport*

POURQUOI PRATIQUER UNE *activité physique* RÉGULIÈRE ?

Si vous décidez de vous orienter vers un mode de vie plus sain grâce à un rééquilibrage alimentaire, je vous conseille vivement d'aller jusqu'au bout et de coupler cette nouvelle alimentation à une activité sportive. Cela va contribuer à votre perte de poids, mais va également faire beaucoup de bien à votre santé.

DÉMÊLER LE VRAI DU FAUX SUR LE SPORT

LA PRATIQUE D'UN SPORT COMPENSE UNE MAUVAISE ALIMENTATION

FAUX

Attention cependant à ne pas croire qu'une pratique du sport peut vous permettre de vous engloutir de produits gras en contrepartie. Courir 45 min ne suffit malheureusement pas à éliminer un hamburger-frites...

1 kg de graisse = 8 000 kcal
1 h d'activité sportive = - 600 kcal environ
Pour éliminer 1 kg de graisse, il faudrait nager plus de 13 h sans rien manger.

IL FAUT AU MOINS FAIRE 45 MINUTES DE SPORT POUR QUE L'ACTIVITÉ DEVIENNE BÉNÉFIQUE

FAUX

On ne peut pas déterminer la durée optimale d'une séance de sport, car elle va dépendre de chaque personne, d'après plusieurs facteurs : le niveau de pratique sportive, l'objectif à atteindre, le temps de repos pendant la séance ainsi que le nombre de séries d'exercices réalisées. L'efficacité de la séance de sport ou d'entrainement ne va donc pas dépendre du temps que l'on y passera mais de comment on la réalisera et avec quelle régularité.

SI JE PRATIQUE UNE ACTIVITÉ SPORTIVE RÉGULIÈRE, JE VAIS FORCÉMENT PERDRE DU POIDS

FAUX

Il faut savoir que le sport ne va pas modifier forcément votre poids, mais qu'il va en revanche modifier votre métabolisme. En pratiquant du sport pendant 45 min deux à trois fois par semaine, on peut augmenter sa masse musculaire assez rapidement, à condition d'être régulier. La prise de muscle peut entrainer une prise de poids sur la balance, et pourtant vous paraitrez plus mince et plus tonique ! Sachez enfin que plus votre corps gagnera en masse musculaire, plus il brûlera de calories. En effet, l'organisme doit brûler plus de calories au repos pour apporter à votre surplus de muscles l'énergie dont il a besoin.

Si vous vous mettez régulièrement au sport, oubliez votre poids sur la balance qui ne voudra plus dire grand-chose, puisqu'elle ne vous indiquera pas votre masse musculaire. Prenez plutôt un vêtement test, comme un jean par exemple, afin d'analyser vos changements de métabolisme.

LA PRATIQUE DU SPORT VA ME PERMETTRE DE ME SENTIR MIEUX DANS MA TÊTE

VRAI

Faire du sport est bénéfique pour votre silhouette mais pas seulement, c'est aussi très intéressant au niveau mental. Le sport est même considéré comme un antidépresseur naturel car l'endorphine qu'il sécrète pendant l'activité sportive améliore notre moral. De plus, cette même endorphine va agir sur votre cerveau de la même manière qu'une drogue : plus vous ferez de sport, plus vous aurez envie d'en faire !

SI JE SUIS ACTIF AU QUOTIDIEN, CELA ÉQUIVAUT À FAIRE DU SPORT

VRAI

L'activité physique ne se résume pas qu'aux disciplines classiques. En effet, en allant au bureau à pieds ou en prenant les escaliers plutôt que l'ascenseur, vous commencez déjà à bouger plus. On considère qu'environ 30 minutes d'activité du quotidien équivalent à une pratique sportive une fois par semaine.

UNE MARCHE RAPIDE EST AUSSI EFFICACE QU'UNE COURSE À PIEDS

VRAI

Pratiquée de manière régulière, la marche rapide a les mêmes bienfaits sur le corps que la course à pieds, tout en se montrant plus douce vis-à-vis de nos articulations. Le premier principe de la marche rapide est, comme son nom l'indique, de marcher plus vite qu'à son habitude. Nous marchons en moyenne à une vitesse située entre 4 et 5 km/h ; idéalement il faudrait atteindre les 7 en marche rapide.

IL EST TOUJOURS BON DE DÉPASSER SES LIMITES

FAUX

Il faut avant tout réussir à les connaitre et les comprendre, puis prendre son temps pour les dépasser. En effet, vouloir trop vite pousser son corps trop loin pourrait annuler les bienfaits de l'activité sportive, voire être dangereux pour la santé. Fixez-vous des objectifs réalisables afin de ne pas vous mettre en danger et ne paniquez surtout pas si vous ne réussissez pas tout de suite à les atteindre. Aller à son propre rythme est très important pour réussir à progresser sainement et durablement !

QUELQUES IDÉES D'ACTIVITÉ PHYSIQUE à faire au quotiden

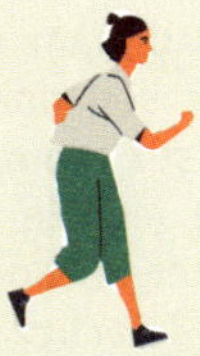

- **Marcher pour vous rendre à votre travail. Notez que réaliser vos trajets en baskets (quitte à les ranger dans son sac en arrivant au travail) vous permettra un rythme de marche bien plus soutenu ;**

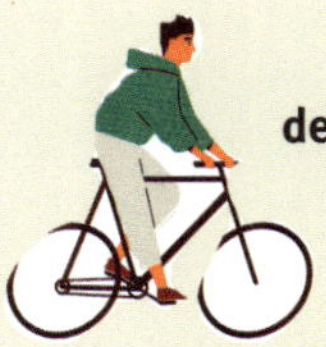

- **Investir dans un vélo pour vos déplacements. De plus en plus de villes créent des pistes cyclables et des voies adaptées aux cyclistes, rendant la circulation plus sûre ;**

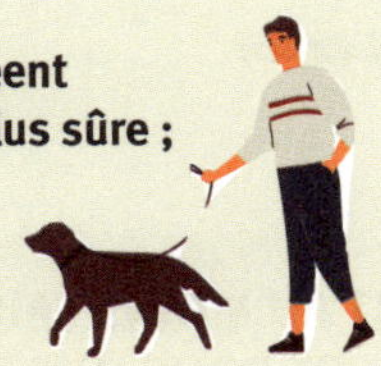

- **Doubler les temps de promenades de votre chien ;**
- **Lorsque vous faites la queue à la caisse du supermarché ou à la cantine le midi, essayez de vous tenir discrètement sur une jambe le plus longtemps possible, puis sur l'autre ;**
- **Faire des exercices de gym simples, chez vous.**

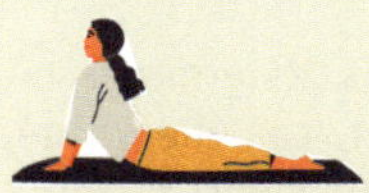

FAIRE DU SPORT *à la maison*

Faire du sport à la maison vous permettra de gagner du temps sur votre planning. En effet, cela va vous permettre d'éviter les temps de trajet jusqu'à la salle de sport et d'adapter vos sessions sportives à votre emploi du temps. N'oubliez pas également de marcher un maximum, et de laisser la voiture au garage dès que vous le pouvez.

PAS DE PRESSION !

Afin de pouvoir constater des résultats dès le premier mois, je vous propose un programme de 20 min à réaliser deux à trois fois par semaine. Surtout, ne vous mettez pas trop la pression ! Apprenez à cerner vos limites et à les respecter, en allant à votre rythme pour les dépasser petit à petit. Ce n'est pas grave si vous n'arrivez pas à terminer la séance les premières fois. Au contraire, observer la progression au fur et à mesure ne sera que plus bénéfique pour vous, que ce soit au niveau physique ou au niveau mental. Donc pas de panique ! Vous pouvez aussi adapter les temps de repos en commençant par 2 minutes, et en les réduisant petit à petit, au fil des séances. Quel que soit le nombre d'exercices que vous réussissez à faire, finissez toujours par l'étape 8.

LE PROGRAMME

Les exercices suivants ne nécessitent pas d'accessoires de sport et peuvent se réaliser sur un tapis. Avant votre séance pensez à vous hydrater et à séparer la séance de votre dernier repas d'au moins 2 h.

1 L'ÉCHAUFFEMENT, INDISPENSABLE AVANT TOUTE SÉANCE DE SPORT.

Faites des cercles avec vos épaules, votre tête et vos bras pendant environ 5 minutes.

2 15 SQUATS

Tenez-vous debout, droit, les jambes écartées au niveau de la largeur de vos épaules, puis tendez vos bras. Inspirez et descendez doucement en gardant le dos droit au maximum, jusqu'à ce que vos cuisses soient parallèles au sol. Maintenez la position pendant 2 secondes. Remontez ensuite en expirant doucement et en relâchant les bras. Répétez l'exercice 15 fois.

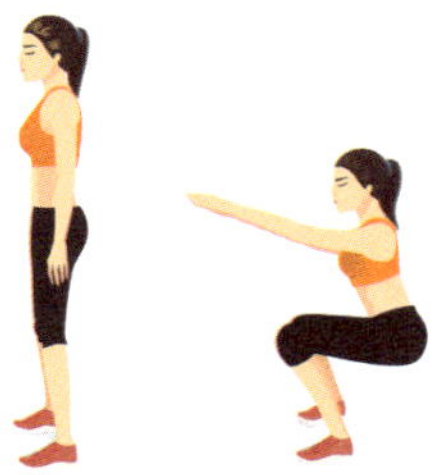

1 min de repos

3 15 PONTS

Allongez-vous sur le dos et placez les bras et les mains le long de votre corps, paumes vers le sol. Pliez vos jambes et rapprochez-les de vos fesses, les pieds bien à plats. Effectuez une pression sur vos pieds pour monter votre fessier et votre bassin vers le haut, sans vous aider de vos bras. Maintenez la position pendant 4 secondes, en contractant votre fessier. Revenez doucement en position initiale et répéter l'exercice 15 fois.

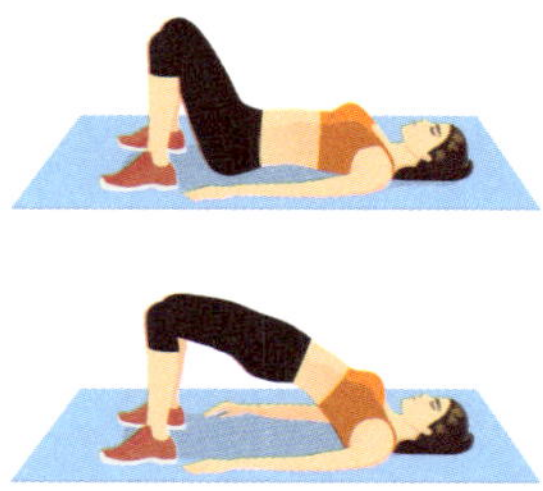

1 min de repos

4 15 CRUNCHS ASSIS

Allongez-vous sur le dos et placez vos mains de chaque côté de votre tête, au niveau des tempes. Pliez vos jambes et rapprochez-les de vos fesses, les pieds bien à plats. Enroulez votre buste vers l'avant, en contractant vos abdominaux. Le bas du dos et les hanches doivent rester fixes. Redescendez doucement le haut de votre corps vers le sol, en en continuant à contracter vos abdominaux. Répétez l'exercice 15 fois, en allant doucement.

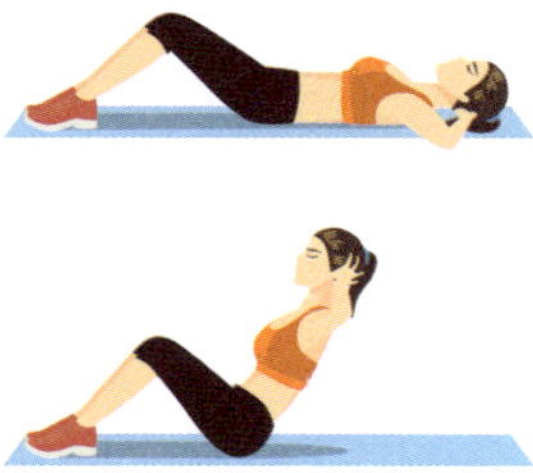

1 min de repos

5 1 MINUTE DE PLANCHE

Allongez-vous sur le ventre, puis pliez vos coudes ainsi que la pointe de vos pieds contre le sol et hissez votre corps sur ces deux points d'équilibre. Veillez à ce que celui-ci soit le plus droit et parallèle au sol que possible, sans cambrer le bas du dos ni relever la tête. Contractez les abdominaux et les fessiers et gardez la position pendant 1 min en inspirant et expirant continuellement.

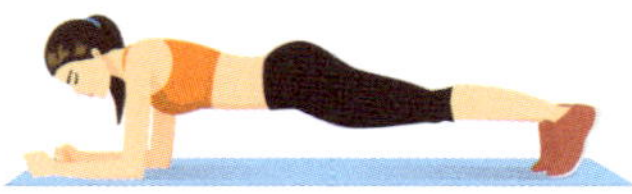

1 min de repos

6 15 FENTES

Tenez-vous debout, droit, les jambes écartées au niveau de la largeur de votre bassin. Placez vos mains sur votre taille. Faites un grand pas vers l'avant, puis fléchissez la jambe avant jusqu'à ce qu'elle soit pliée en angle droit, l'autre genou au sol. Veillez à garder votre dos bien droit. Poussez ensuite sur votre jambe arrière afin de revenir vers la position de départ tout en soufflant. Répétez l'exercice 15 fois.

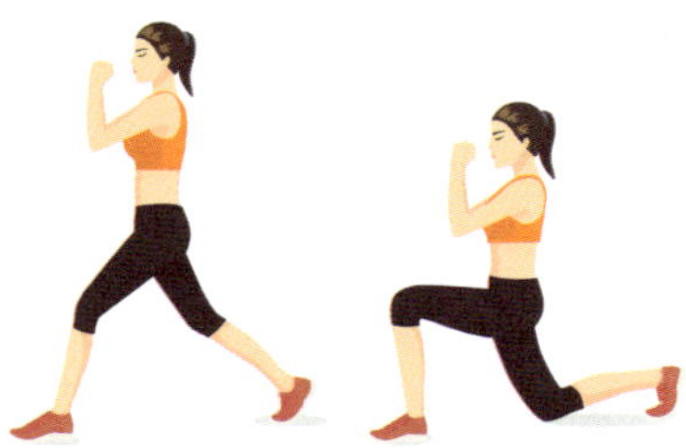

1 min de repos

7 20 EXTENSIONS DE JAMBE

Placez-vous à quatre pattes sur le sol, les coudes pliés, le dos bien droit. Tendez votre jambe droite, puis, tout en contractant votre fessier, levez-la en l'air, dans la continuité de votre dos. Redescendez-la doucement sans décontracter votre fessier et effectuez le même mouvement avec la jambe gauche. Répétez l'exercice 10 fois par jambe.

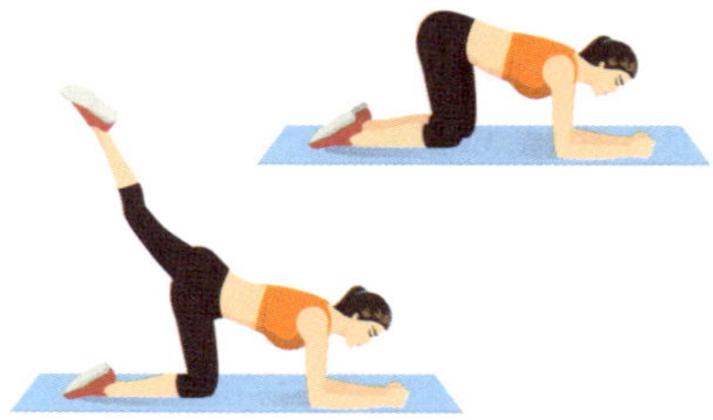

8 ÉTIREMENTS

Finissez la séance en vous étirant pendant quelques minutes.
Tenez-vous debout, droit, les jambes écartées au niveau de la largeur de votre bassin puis penchez votre corps en avant doucement, les bras vers le sol, en gardant les jambes bien droites.
Tenez-vous debout, droit, devant le dossier d'une chaise. Posez la main droite en appui sur le dossier. Pliez la jambe gauche, jusqu'à ce que le mollet soit contre l'arrière de votre cuisse et le pied sur votre fesse gauche. Tenez votre jambe ainsi à l'aide de votre main gauche pendant quelques instants, puis alternez avec l'autre jambe et l'autre main.
Tenez-vous debout, droit, les jambes écartées au niveau de la largeur de votre bassin puis pliez une jambe en remontant le genou jusqu'à votre bassin. Tenez votre jambe ainsi à l'aide de vos deux mains pendant quelques instants, puis alternez avec l'autre jambe.

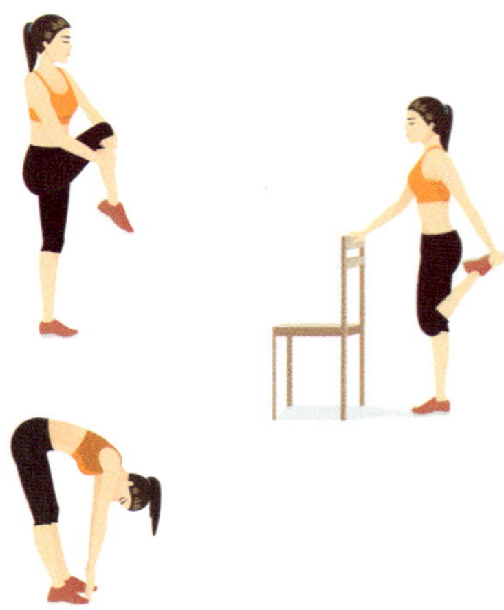

INDEX

O-P-Q

R-S-T

T À Z

TABLE DES ÉQUIVALENCES FRANCE-CANADA

Poids

55 g	2 onces	200 g	7 onces	500 g	17 onces
100 g	3 onces	250 g	9 onces	750 g	26 onces
150 g	5 onces	300 g	10 onces	1 kg	35 onces

Ces équivalences permettent de calculer le poids à quelques grammes près (en réalité, 1 once = 28 g).

Capacités

25 cl	1 tasse	75 cl	3 tasses
50 cl	2 tasses	1 l	4 tasses

Pour faciliter la mesure des capacités, une tasse équivaut ici à 25 cl (en réalité, 1 tasse = 8 onces = 23 cl).

Crédits des recettes :
Toutes les recettes sont de Laura Altieri, sauf :
« Barres de céréales healthy », page 39 : recette de Séverine Augé ; « Financiers à l'orange sans beurre », page 39 : recette de Sarah Kdouh ; « Energy balls abricots-pistaches », page 39 : recette de Séverine Augé.

Crédits des photographies :
Toutes les photographies sont de Guillaume Czerw, sauf :
© coll. Larousse : p. 135 (c, d, e) ; © Charly Deslandes : p. 39 (a, c), p. 51 (g) ; © Sophie Dumont : p. 51 (e) ; © Fabrice Veigas : p. 39 (b) ; p. 51 (a, b).
© Shutterstock : p. 4-5 ; 8 ; 9 ; 10 ; 13 ; 14-15 ; 27 ; 28-29 ; 30-31 ; 40-41 ; 42-43 ; 47 ; 130-131 ; 133 ; 134 ; 135 (a, b) ; 136-137.

Crédits des illustrations : © Shutterstock

Direction de la publication : Isabelle Jeuge-Maynart et Ghislaine Stora
Direction éditoriale : Émilie Franc
Édition : Alice Delbarre
Couverture : Aurore Elie
Mise en page : Lucile Jouret
Fabrication : Émilie Latour

ISBN : 978-2-03-598602-3
Photogravure : Nord Compo, Villeneuve-d'Ascq
Imprimé en Espagne par Estella Gráficas
Dépôt légal : avril 2020
324660/01 – 11042463 – février 2020